# 人になるコツ集めました

監修　松原英多

桜の花出版 編集部

# はじめに

あれ、この頃、だるくて疲れやすい…
肌の調子も悪いし、抜け毛も増えたような…
花粉症がひどくなって、つらい…
風邪を引いたら長引く…

あるとき、なんか前と違うな、と思ったことありませんか。仕事のストレス？　年齢のせい？　運動不足？　思い当たることはいろいろあるかも知れませんが、少しでも体の不調を感じると、ホントに心まで重くなってしまいますね。仕事や、やるべきことに集中できないかも知れません。
いま、あなたの体はどんな状態でしょうか。

不調を治したい！　もっと健康でキレイになりたい！

そう思っていても、忙しいし、何が一番効率的なんだろう。健康情報は、テレビでも雑誌でもよく目にするけれど、情報がありすぎて、逆に本当は何がよいのか、とても分かりづらい。

本書は、こんな思いを持った編集部が、健康と美容に最重要なテーマのポイントだけを集めて、これ一冊で体の基礎から変われるようにつくった本です。

テーマは６つ。人間はこれなしでは生きていけないという「酵素」、「ビタミン」、「ミネラル」、人生を決定する「ホルモン」と「睡眠改善」、寿命を縮める「座りすぎ」。

そして楽にできる心と体の「27の改善法」です。

専門書や最新情報をかみ砕き、科学的な説明も簡単に加えて、なぜよいのか悪いのか、その「しくみ」をわかりやすく理解できるようにしました。これはとても大事で、「しくみ」を理解することで、脳にインプットされ、実践しやすく、続けやすくなります。

そして、各テーマに簡単な実践方法を紹介しています。知っているのと知らないのでは大違い、こんなに簡単なことだった、今からやろう！と思うコツが満載です。

これから何年先までもイキイキと、キレイで素敵な「細胞美人」でいられるお手伝いを本書ができれば幸いです。

平成三十年八月

桜の花出版　編集部

# 細胞美人になるコツ集めました●目次

## CHAPTER3 ミネラル不足は万病の元！

CHAPTER1

# 酵素のすごい力！

## 命の源・酵素で内から美しく健康に

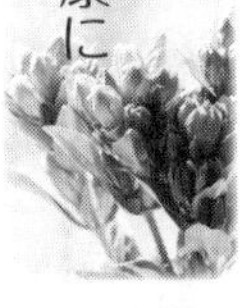

酵素は、体のすべてをコントロールする命の源。呼吸、消化、代謝、免疫維持など生物のあらゆる活動を可能にします。

現代人は、その食生活などから、せっかく持っている限られた量の酵素を無駄遣いして、自ら病に侵されやすくなっています。

酵素を活かせば、もっともっと健康に、内からの美があふれてくるのです！

# 酵素がすべてを左右する！

## 1．ビタミンもミネラルも酵素なしでは無意味

「酵素サプリ」や「酵素ダイエット」などでおなじみの「酵素」。**体内の酵素は限られており**、私たちは**新鮮な食品や発酵食品**などからも酵素を取り入れています。多くの栄養素の中の一つでしかないと思われがちな酵素ですが、じつはそれ以上に広く重要な役割を持っています。

酵素とは、専門的に言えば、生物の体内で起こるすべての化学反応を仲立ちするタンパク質です。「化学反応」を「仲立ち」とは、つまり、食べ物を分解する、栄養素を取り込む、心臓を動かす、呼吸をする、傷を修復する、老廃物を排泄するなど、人間の生命維持に必要な細胞レベルの活動を可能にするということです。**なくなれば生物が何一つ機能することができず、死んでしまうほど重要**なもので、酵素なしに生命活動

を説明することはできません。

栄養学の分野では「六大栄養素」として①糖質、②タンパク質、③脂質、④ビタミン、⑤ミネラル、⑥食物繊維の重要性が説かれますが、さらに、それらの栄養素をはたらかせる役割を持つものとして酵素が位置づけられます。

酵素を重要な栄養素とみなす「酵素栄養学」の分野では、**「酵素の貯蓄が減れば、早期老化、早期死亡をもたらす」**、**「酵素の存在しない食生活を行なえば、人間は必ず病気になる」**と言われています。人間の体を構成する約60兆個（※）の細胞は、それぞれが一生のうちに100万回の異なる化学反応を行なっており、酵素なしではそれが行なえないとも言われています。

※人間の細胞の数については諸説あります。

## 2．一つの仕事を、特定の環境でしかしない酵素

体内に数千種類あると言われる酵素ですが、酵素はどの種類も、**特定の適した酸性度の環境の中で一つの仕事しかしません。**例えば、唾液に含まれるアミラーゼという

酵素は炭水化物をブドウ糖に分解しますが、脂肪などには反応しません。ちなみに、ビタミンやミネラルは一つの種類でも複数の役割をする場合がほとんどです。この特徴については、酵素がそれぞれ鍵穴を持ち、自分に合った鍵を持った栄養素を見つけた場合にのみ反応するという説が有力です。

## 3. ビタミンやミネラルと助け合う関係

酵素の中には、単独では機能しないものもあり、**そのはたらきを助けるビタミンやミネラルを補因子**と呼びます。また、ある酵素が補因子であるビタミンやミネラルの特定のはたらきを助けていることもあり、酵素とビタミン、ミネラルの間には深い関わりがあります。ビタミンやミネラルのほとんどが何かしらの形で酵素と助け合う関係性を持っています。

## 4. 体内で複雑にはたらく酵素

酵素は科学的にもまだ多くの謎が残っている特殊な物質でもあります。

外から酵素を取り入れることについては、「酵素はタンパク質なので、タンパク質を分解する酵素以外は他のタンパク質同様、消化の過程で分解されてしまうから意味がない」という説もあります。しかし、**食品に入っている酵素が体内で分解される前に消化を助け、それによって限りある体内酵素(後述)を一部温存させる、また、酵素の摂取によって栄養素をより効率的に吸収できる可能性**などが指摘されています。

そのメカニズムこそ完全には解明されていませんが、様々な実験で、「消化されて効果のないはず」の酵素を摂ることで体の状態が改善した例が多く報告されています。

また酵素を摂ることには、原料補給の意味もあります。体内では無数の化学反応が繰り返されており、そのたびに無数の酵素がはたらきます。化学反応の続く限り、酵素の消費は続きます。大消費があれば、大補給が必要になる。こうした意味からも、酵素を摂ることが重要になります。

こんなに
いろいろ

## 恐るべし…酵素の力

胃酸を作る、有害物質を分解する、血液浄化をするなど、酵素は生命活動に必須のありとあらゆるはたらきをします。病気のときに38～40度まで熱が出るのも、酵素を活性化し、早く病気を治そうとしているから。そんな酵素のはたらきの一部をご紹介。

### ●動脈硬化を防ぐ酵素

血栓溶解《けっせんようかい》酵素は、**心筋梗塞や脳梗塞に繋がる動脈硬化を防ぎます。**この酵素は必要とされると、プラスミンという強力な酵素に変化して、役割を果たします。この変化を引き起こすのもウロキナーゼという酵素。酵素が酵素を助ける。こうした酵素の助け合いがなければ私たちの体の中には「血栓」がどんどん増えてしまいます。

## ●毒ガスが効くしくみは酵素失効

私たちが筋肉を動かすとき、筋肉を収縮させる酵素と弛緩《しかん》させる酵素がはたらきます。事件で話題になることもあるＶＸなど神経ガスと呼ばれる毒物は、アセチルコリンエステラーゼという弛緩に関わる酵素のはたらきを失効させます。この酵素を無効にすると、**筋肉は収縮したまま硬直し、呼吸ができなくなる**のです。

## ●ＤＮＡを修復する酵素

細胞の代謝過程で発生する活性酸素や、外からの紫外線、放射線、発がん物質などはＤＮＡを傷つけ、細胞死、突然変異、老化やがんなどを引き起こす原因に。

ＤＮＡは１日１細胞あたり１万〜１００万回の損傷を受けると言われていますが、**ＤＮＡが損傷を受けると短い時間内で修復酵素が傷を認識し、速やかに修復**します。

# 酵素をどう活かす?

では、どのようにすれば酵素を有効に使い、より健康になれるのでしょう。

大きくは、2つのポイントがあります。

**①体内の2種類の酵素のバランスを改善する**

**②食品から体外酵素を取り入れる**

そしてここに、睡眠などの規則正しい生活が加わります。

## 酵素について Profile

・タンパク質性の触媒
・5~20 ナノメートル
（1 ナノメートルは 1 ミリの 1/100 万）
・形は球状で絶えず動き回り衝突して変化
・1 分間に合成／分解する分子は約 3600 万個
・44~50 度くらいまでで最も活性化
（体内では 38~40 度）
・48 度で 2 時間、50 度で 20 分、53 度で 2 分で失活

・数時間~数十日で消滅
・睡眠中に作られる
・20歳をピークに減少、40歳超えると激減
・現在わかっている酵素は2万種類以上

## ①体内の2種類の酵素のバランスを改善する

**酵素の分類**

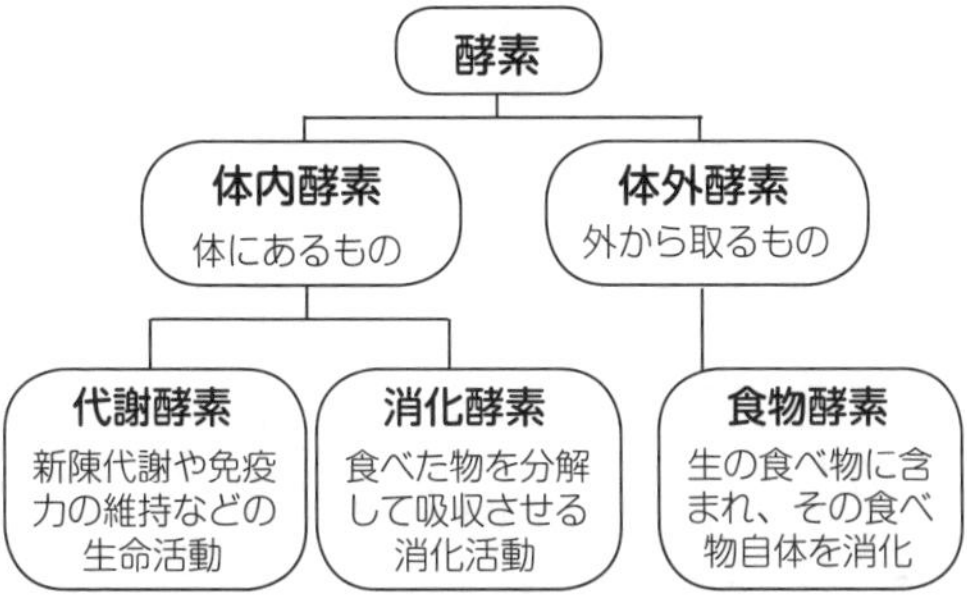


ひとつめは、酵素の特徴を活かす方法です。

まず酵素には、体内にもともとある「体内酵素」と、外から取り入れる「体外酵素」があります。ここでは**「体内酵素」**のしくみがポイントになります。

これほど重要な酵素には大きな特徴があります。それは、20歳をピークにして、40歳を超えると減少するという事実です。

また、酵素の減少カーブは老化のカーブと一致することも重要です。つまり酵素の減少は老化の促進といえるからです。逆に見れば、酵素さえ充分ならば老化速度も遅くなる、とも考えたくなりますね。

ここまで分かれば、後は実行と継続です。酵素をしっかり摂って、ビューティフルな老後を期待しましょう。

体は自然に、この**決められた量の酵素を【消化酵素】と【代謝酵素】という、異なる役割を果たす酵素に振り分けています。**体内の【消化酵素】と【代謝酵素】は、次のような異なるはたらきを持ちます。

## 分解力がすごい消化酵素

消化酵素は、**体に取り入れられた栄養素（炭水化物、タンパク質、脂質）を、腸から吸収できるように分子レベルまで細かくします。**消化酵素が食べ物を細かくすることで腸は栄養素を吸収することができます。

例えば、タンパク質をアミノ酸に分解するのは「プロテアーゼ」など、どの栄養素に対してどの酵素がはたらくか、その役割も決まっています。

## 美容と健康に必須！代謝酵素

代謝酵素は、消化吸収された栄養素を使って、**体の様々な機能が正常にはたらくようにします。**

具体的には、吸収された栄養素をエネルギーに変える、古い細胞を入れ替える（新陳代謝）、ホルモンや神経のはたらきを調整する、排泄と解毒を促す、活性酸素を除去する、細胞・DNAを修復する、免疫力を維持する、などです。

これらの、大きく「代謝」と呼ばれる機能がうまくはたらかないと、**太りやすい、肌が荒れる、傷が治りにくい、臓器の機能が低下、疲れやすい**など体の不調が起こり、免疫力は低下します。免疫力が低下すると、風邪やがんを含むあらゆる病気にかかりやすくなります。

このように、代謝酵素はあらゆる面で健康維持に重要な役割を果たしていますが、**消化に負担がかかると、消化酵素が多く使われ、その分、代謝酵素にまわる酵素が減ってしまいます。**すると、代謝機能が充分にはたらきません。

つまり、二つの酵素のバランスを調整することが、健康や美容の土台となるといえます。

## ②食品から酵素を取り入れる

酵素は①で説明したように体内酵素を使っていく他に、食品からも取り入れることができます。食物酵素は消化を助けるので、もとから体内にある消化酵素の消費量を減らし、その結果、

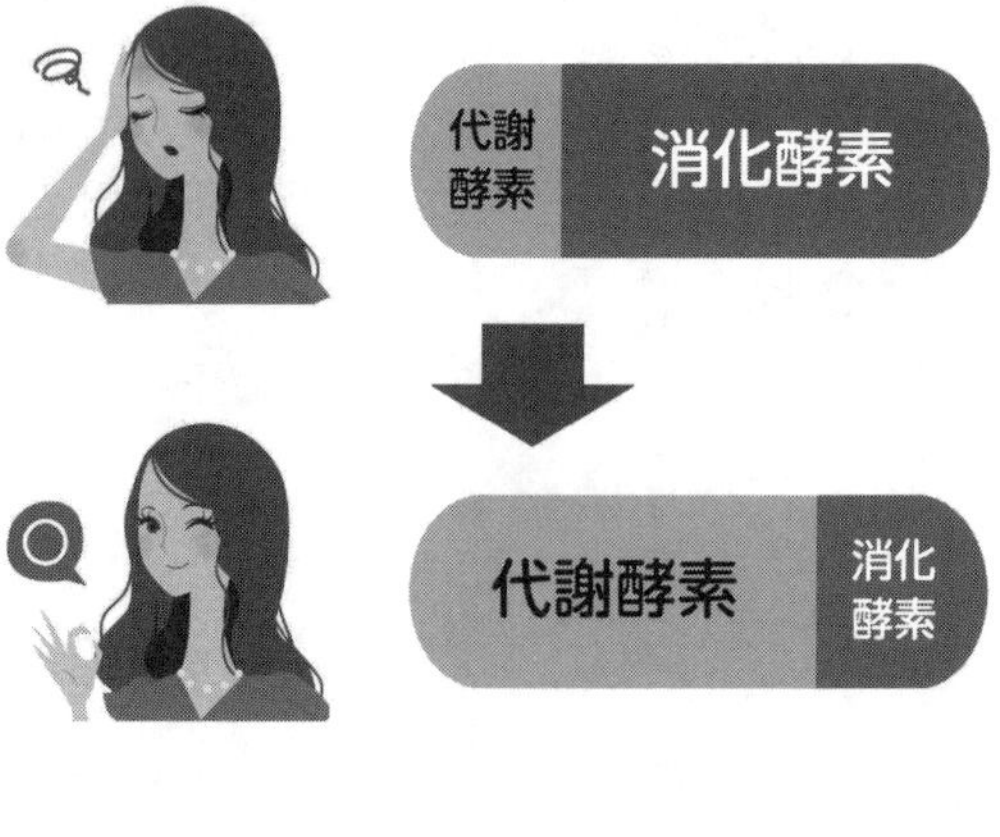

代謝酵素にまわる酵素が増えるとされています。

酵素は熱に弱い性質があるため、**生野菜や生の果物、魚**から摂ることができます。

また、**発酵食品**にも酵素が多く含まれています。


それでは、具体的に消化酵素が多く使われてしまう避けるべき食品や、より積極的に酵素を活かす・取り入れる工夫をご紹介していきます。

# 酵素を活かす生活習慣

## 1・食品添加物や残留農薬が含まれる食品を避ける

普通だったらすぐ腐るはずのものを何年も劣化させない保存料、微生物の増殖を抑える防腐剤、色を美しく見せるだけの着色料…。使用基準に則《のっと》って添加されてはいるものの、これらの物質が体には非常に危険ということはよく知られています。例えば、ハムや明太子などに使われる**「亜硝酸ナトリウム」は、肉・魚・魚卵と反応すると発がん物質に**なります。**カロリーオフ商品などに含まれる甘味料「アスパルテーム」は、動物実験で白血病を誘発**すると報告されています。

これらの食品添加物や農薬といった化学物質は**体内では分解することが非常に難しい**のですが、それでも酵素は化学物質を分解するためにはたらくので、体も弱ってしまいます。成分表示などをチェックし、なるべく添加物の少ないものを選びましょう！

**危険な添加物の例**

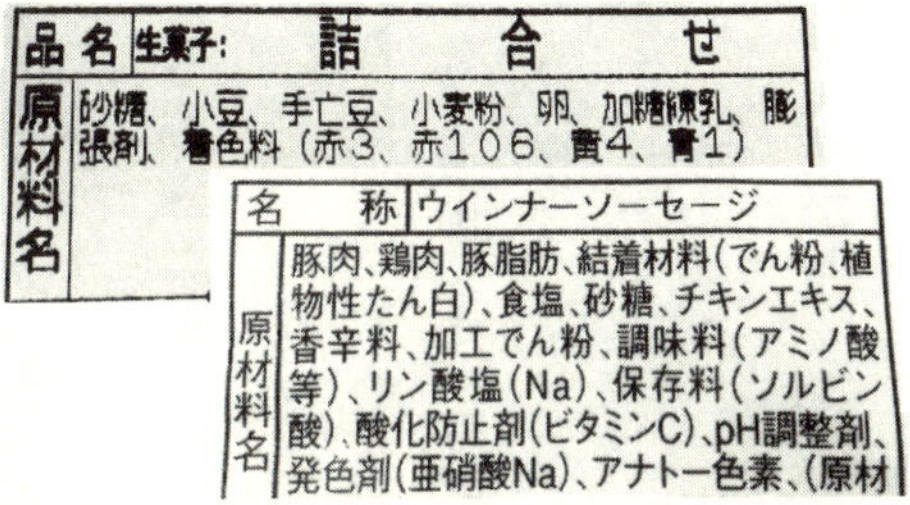


| | |
|---|---|
| **亜硝酸ナトリウム** | 発色剤。ハムや明太子などに使われ、体内で肉・魚・魚卵と反応すると発がん物質になる |
| **安息香酸ナトリウム** | 防腐剤。炭酸飲料やシロップなどに使われ、ビタミンＣと反応すると発がん物質を作る |
| **合成甘味料**（アスパルテーム、アセスルファムＫ） | カロリーオフ、ダイエット商品などに使われ、脳腫瘍や白血病のリスクも指摘されている |
| **ソルビン酸（K）** | 最も多く使われる保存料。コンビニ弁当、クリーム類、等々。免疫障害、成長不順、がんリスク |
| **合成着色料・タール色素** | 北欧では赤色３号・106号、黄色４号・青色１号など禁止。がん、不妊症、胎児へのリスク |
| **カラメル色素** | 着色料。菓子、ソース、飲料類など黒っぽい色のものによく含まれる。発がん性がある |
| **防カビ剤**（OPP,TBZなど） | レモン、グレープフルーツなどの輸入柑橘類に使われる。染色体異常、がんなどのリスク |

※また、遺伝子組換え食品は、免疫機能、妊娠・出産、代謝、遺伝などに関し健康への脅威が懸念されています。日本はトウモロコシ、大豆、ナタネなどの遺伝子組換え作物を大量に輸入。主に食用油など加工食品として流通、食品添加物の原料にも使われています。

以上は必ず起きるというものでなく、可能性です。現在では、食材の安全性を高めるために、関係官庁の『危険な添加物』への監視がより厳しくなっています。

## 2・砂糖（ショ糖）のとりすぎに注意

お菓子や清涼飲料に大量に使われる砂糖（ショ糖）は、ブドウ糖と果糖が固く結びついた二糖類で、酵素がはたらきかけても、なかなか細かくなりません。**消化に何時間もかかるので、膨大な量の消化酵素を消費**します。

また、消化できず腸に取り残されたショ糖は、悪玉菌や真菌（カビ）のエサとなり、それらを増殖させます。すると、腸内に有害物質が発生しやすくなり、活性酸素も発生するでしょうし、大腸がんなども心配になります。

白砂糖や三温糖の代わりに、**低ショ糖で、ミネラルも豊富なハチミツやメープルシロップなどがおすすめ**です。

## 3・トランス脂肪酸を含む食品をとらない

トランス脂肪酸は、**マーガリン、ファットスプレッド（マーガリンの一種）、ショートニング**、それらを使ったパン、ケーキ、揚げ物などに含まれます。**「加工油脂」**や**「植物性油脂」**とも表示されています。トランス脂肪酸は特殊に加工された人工の物質で、消化酵素を大量に消費します。体内ではスムーズに代謝されず、細胞膜に取り込まれると細胞が正しく機能しないので、**がん、ホルモン異常、肝臓障害など様々なリスクを高めると言われています。また、コレステロール濃度に影響し、心臓病のリスクを高めます。**

米国ＦＤＡ（食品医薬品局）は、トランス脂肪酸を２０１８年６月までに食品添加物から全廃すると発表していますが、日本では規制されていません。なるべく自炊したり、加工食品に含まれる油脂の表示にも気を付けましょう。

## 4・加熱食だけでなく、生食も取り入れる

酵素は48度以上に加熱すると失活するので、**加熱食に酵素はゼロ**です。高温により失活した酵素は温度を下げても復活しません。加熱食を食べると、もとからある体内の消化酵素が使われます。

イギリスのネズミを使った実験では、一つのグループに加熱食を、別のグループに生野菜と生牛乳を与え続けたところ、**加熱食グループは免疫力が著しく低下し、感染症にかかりやすく、死亡率も高かったそうです**。一方の生食グループは病気はなく健康でした。加熱食グループは消化酵素を浪費していたと推定されます。

生食が常だったイヌイットの間で、食生活の変化を機に病気が急増したのも、一つには同様の理由が関係しているとも言われています。

**生野菜と生果実には消化を助ける酵素などが豊富**に含まれています。大根、やまいも、

キャベツ、しょうが、キウイ、りんご、メロンなどをたくさん食べましょう。生魚にも酵素は含まれているので、**お刺身やお寿司もよいでしょう。味噌、しょうゆ、納豆、漬物などの発酵食品にも酵素が豊富**です。ただし生食の食中毒には十分に注意してください。

酵素は48度以上で失活しますが、加熱した方が栄養が吸収されやすくなる野菜や、干した方がミネラルが増える野菜もあるので、**生食6：加熱食4（少なくとも5：5）の割合**でとることが勧められています。

・・・生食をとるときのひと工夫・・・

◉すりおろす

生野菜や果物は、**すりおろすと細胞膜が壊れ、中に閉じ込められていた酵素が大量に出てくるので、そのまま食べるよりも酵素が2〜3倍以上も摂取できます。**

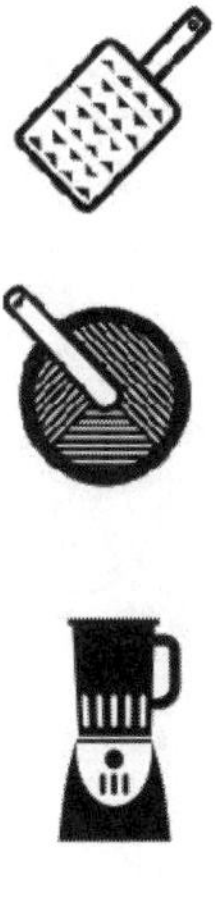

例えばきゅうり、やまいも、りんごなど。すりおろす時間がないときは、よく噛むようにしましょう。ジュースやスムージーにするときは、摩擦熱があると酸化するので、高速ではなく、低速ジューサーがよりよいでしょう。

## ◉生野菜から先に食べる

食事のとき、まず生野菜・生果実から先に食べると、そこに含まれている消化酵素が、後から入ってくる食べ物の消化に役立ちます。

**食べる順番は、①生野菜・果物（酵素）→②おかず（タンパク質）→③ごはん（炭水化物・糖質）の順番で食べると、消化によく太りにくく、食後高血糖も防げます。**炭水化物を最初に（空腹時に）食べると、血糖値が急激に上がるので注意しましょう。

## 5・夜遅くに食事をとらない・しっかり眠る

夜（午後8時～午前4時頃）は「吸収と代謝」の時間とされています。体はこの寝ている時間に、栄養素の吸収、細胞の入れ替えや修復など、様々な代謝活動を行ない、酵素も大量生産され、翌日に備えています。**消化酵素も休息に入るので、このときに食べるときちんと消化しにくくなります。**しかも代謝に使われるべき酵素が消化に使われてしまい、代謝がうまくできず、免疫力も落ちてしまいます。

できれば、夜8時頃までには食事を済ませましょう。

食べてすぐ寝たり、食べすぎや飲みすぎも消化酵素を浪費し、代謝酵素が減って健康を害します。

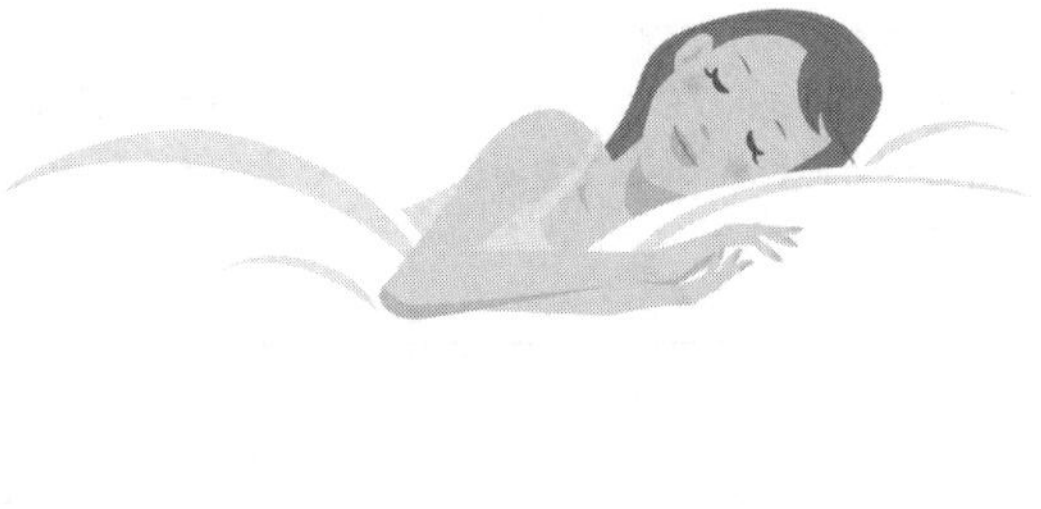

〈コラム　ポイントだけ知りたい！栄養素①〉

# 三大栄養素「糖質」のこと

## ◉糖質制限ダイエットって？

糖質制限ダイエットは、体のエネルギー源になる栄養素、糖質、脂質、タンパク質のうち、糖質の摂取を抑えることで減量を目指す考え方です。これは糖質の過剰摂取により、血糖値も上がり、肥満になりやすくなるからです。

従来、カロリーの半分は糖質で摂るのがよいとされています。主食を完全に抜く、運動をしないなど極端な、あるいは自己流の糖質制限は、他の栄養素とのバランスが崩れてしまい、健康へ悪影響を及ぼすことがあります。過剰な糖質制限は困ります。**脳は糖質（ブドウ糖）をエネルギーとして働きます。人工甘味料で味覚は我慢しても、脳に充分なエネルギー（糖質）が届かないと、猛烈な「糖質要求」が起こります。そして、再び糖質の過剰摂取が始まります。**

また、ブームに乗った糖質オフのスイーツなどには糖質なしで美味しく感じるよう食品添加物がたくさん入っているのでしょう。やはり要注意です。

## ◉なぜ甘いものを食べすぎてはダメなの？

食事で血糖値が上がると、体は次にそれを下げようとすることから、体のだるさに繋がります。また、糖をエネルギーに変えるときに必要なビタミンＢ群を消費します。さらには「糖化」という現象で肌や顔の筋肉細胞の老化も進み、シミ・シワの原因にもなります。これらを防ぐには、**よく噛んでゆっくり食べる、野菜や食物繊維を含む食品（血糖値の急上昇を防ぐ低 GI 値の食品）から食べる、ビタミンB群を補う**などに気を付けましょう。

CHAPTER2

# 最強サポートのビタミン

## 体の機能すべてに関わる万能サポート役

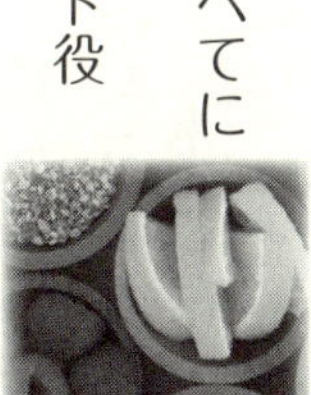

ビタミンは、体のあらゆる機能に関わる必要不可欠な栄養素。酵素を助ける「補酵素」としても活躍します。それぞれのビタミンに特徴があり、あまり知られていない驚きの効果もあります。これから是非、ビタミン生活を送ってみましょう！

# 縁の下の力持ち・ビタミン！

ビタミンは、微量で生理機能を調整し、体の発育や代謝を促す有機物。**免疫力を高める、骨や筋肉を強くする、皮膚や粘膜を守る、血管をしなやかに保つ、認知症を予防する**など、様々なはたらきがあります。

それ自体は体の構成成分やエネルギー源にはなりませんが、足りないと欠乏症が起こります。**体内では合成できないので、毎日の食事やサプリから摂る必要**があります。タンパク質、炭水化物（糖質）、脂質などの栄養素を消化・代謝するためには、「酵素」が不可欠だということを前章でお話ししましたが、**ビタミンは、酵素を助ける「補酵素」**のような役割を果たします。つまり、生きるのに不可欠な酵素を補助する「不可欠な物質」がビタミンなのです。

ビタミンは全部で13種類。水溶性のビタミンB群とC、脂溶性のビタミンA、D、E、

Kがあります。それぞれ、効果や摂り方が違うのでバランスよく摂るようにしましょう。

ビタミン Vitamin

## ◇◇◇水溶性ビタミン

水に溶けやすく、たくさん摂っても2～3時間で排泄されるので、毎日こまめに摂ることが必要。切った野菜・果実は水に入れるとビタミンが流出するので、つけおき注意。生、蒸す、スープが◎。

### C 美肌作り、免疫アップ、疲労回復、抗ストレス、活性酸素を減らす。

ビタミンＣは野菜・果実に多く、多くが熱に弱いので生で摂るのがベスト。ジャガイモなどは、加熱OK。1ｇほどを1日3回に分けて摂るのがよいとされる。

### B 群。全部で8種。代謝に必須。互いに関連しはたらく。「補酵素」の役割。

【B1】糖質をエネルギーに変換。

【B2】脂質をエネルギーに変換。

【B6】タンパク質を分解。

【B12】赤血球合成。神経系守る。

【葉酸】赤血球とDNA合成。

【ビオチン】抜け毛・白髪予防。

【ナイアシン】血行促進。

【パントテン酸】抗ストレス。

他にも数多くの効果がある。葉酸は、B12やナイアシンの助けで活性型になるなど、B群は互いのはたらきが必要なので、単体ではなく一緒に摂るのがよい。

## 脂溶性ビタミン◆◆◆

油に溶けやすく、一緒に摂ると吸収されやすい。油の吸収には胆汁が必要なので、胆汁が出る食事中、あるいは食直後に摂るのが◎。肝臓に蓄積されやすい。長期にわたり摂りすぎると弊害の可能性。

全13種 A to K

### A 目を修復して保護、皮膚と粘膜を強化、免疫力アップ。

ドライアイ、乾燥肌、白髪、抜け毛などは、ビタミンAが不足しているサイン。暗い中で見えづらい「夜盲症」も同様。

### D カルシウム吸収を高め骨と歯を強化、免疫力を高める。

日光（紫外線）に当たると皮膚でビタミンDが作られる。日焼け止めはそれを阻害。食物からも摂取できる。

### E 強力な抗酸化作用、血流促進、心臓病の予防、脳機能を守る。

別名トコフェロール。ギリシア語の「子供を産む力を与える」が語源。その作用から、妊娠・出産にも重要とされる。

### K 血液を凝固させ出血を止める、骨や歯を強化。

ビタミンDと一緒に摂ると相乗効果で、腰椎の骨密度が増えたとの報告が。骨粗鬆症の治療薬としても使われる。

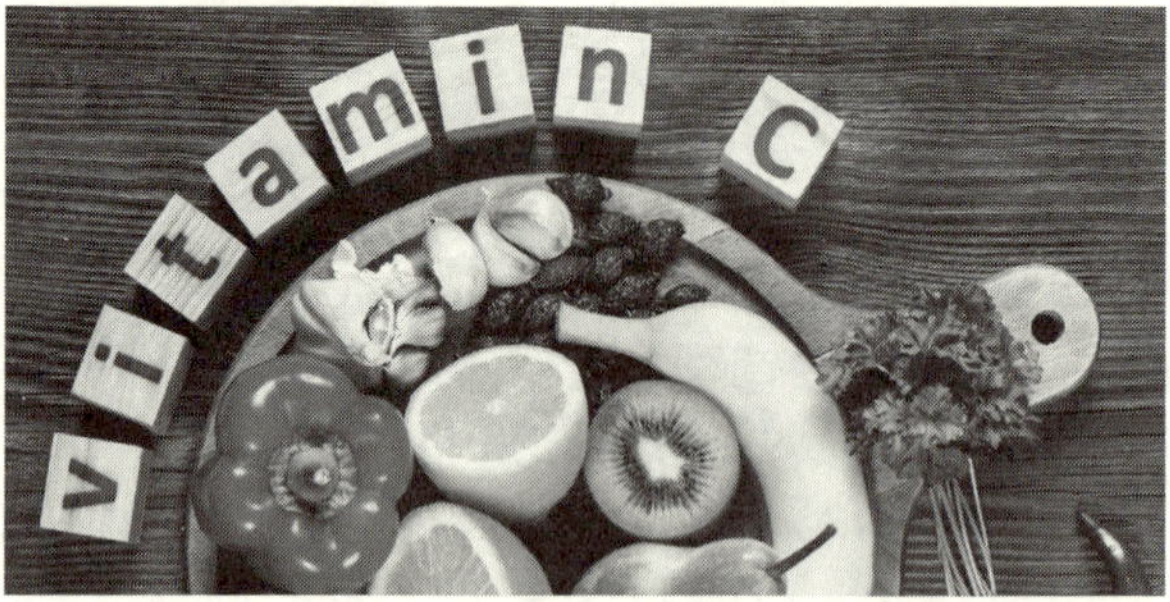


# ビタミンC

美肌・免疫・抗ストレス

## はたらき

私たちに最もなじみ深いビタミンCは、驚くほど様々な効果があります。

### 1 コラーゲンを合成し、細胞を強くする

コラーゲンは、細胞同士の結合を強め、血管、粘膜、骨、筋肉、皮膚などを丈夫にしたり、体内へのウイルス侵入を防ぎますが、ビタミンCには、そのコラーゲンをタンパク質から合成するはたらきがあります。

コラーゲン（ビタミンC）が不足すると、**肌のハリがなく**

なる以外にも、免疫力や骨が衰えたり、毛細血管が弱くなって歯茎《はぐき》や内臓から出血する壊血病《かいけつびょう》を引き起こします。

## 2 シミの原因であるメラニンの生成を抑える

「美白肌にはビタミンC」とはよく知られていますが、それはビタミンCがシミのもととなるメラニン色素の生成を抑えるから。紫外線をたくさん浴びると、肌細胞を守るためにチロシナーゼという酵素が、チロシンというアミノ酸の一種をメラニンへと変化させ、黒褐色の色素が肌の表面に現れてきます。これがシミです。

**ビタミンCは、シミを作るチロシナーゼのはたらきを妨げます。紫外線が増える季節のまえには、特にしっかりビタミンCを摂りましょう。**

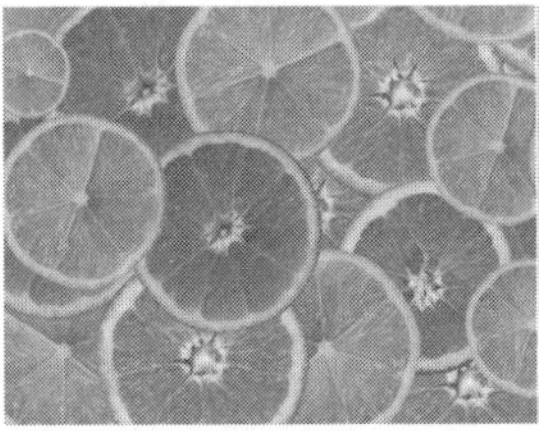

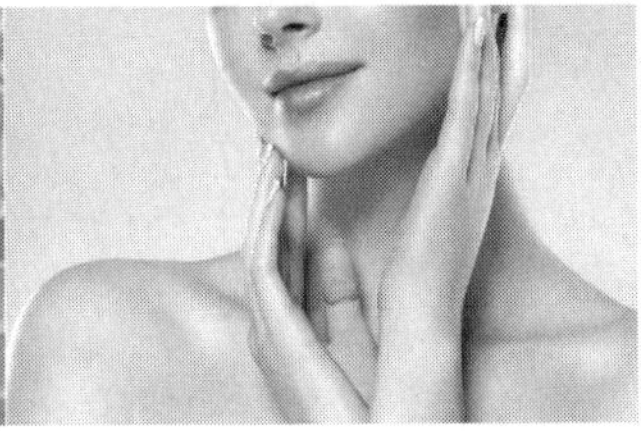

## 3 野菜に含まれる鉄分の吸収力を大幅にアップ

野菜などに含まれる非ヘム鉄は、肉類に含まれるヘム鉄より吸収率が悪く、小松菜やほうれん草などの鉄の吸収率はたった5%。ビタミンCは腸からの非ヘム鉄の吸収をよくするので、鉄欠乏性貧血の予防に効果的です。

## 4 ストレスに対抗するホルモンを作る

ストレスを感じたときに分泌されるコルチゾールやアドレナリンは副腎で作られます。これらのホルモンの合成にはビタミンCが不可欠。じつは、**副腎は体の中で一、二を争うほどビタミンCを大量に消費**します。ストレスが多いと、その対応に必要なホルモン合成のために体内のビタミンCが副腎に集められるので、他にまわる分が少なくなり、肌の調子が悪くなったり、免疫力が落ちたりするのでしょう。

また、**ビタミンCが足りないと、ストレスに対抗できず、やる気が出ない、うつっぽい、**

**忍耐力低下、疲労がたまるなど、副腎疲労の症状**が出やすくなります。

**5 活性酸素を除去する**

「スーパーオキシド」など、細胞を酸化させる活性酸素は、老化を促進させ、命に関わる生活習慣病やがんなどの原因に。ビタミンCには活性酸素を除去する作用があります。

## 上手な摂り方

**ビタミンCは野菜や果物に多く含まれています。**

**○生で新鮮なものを食べる**

多くの野菜・果物のビタミンCは熱に弱いので生のまま食べるのがベスト。ただし火を通すと野菜など、かさを減

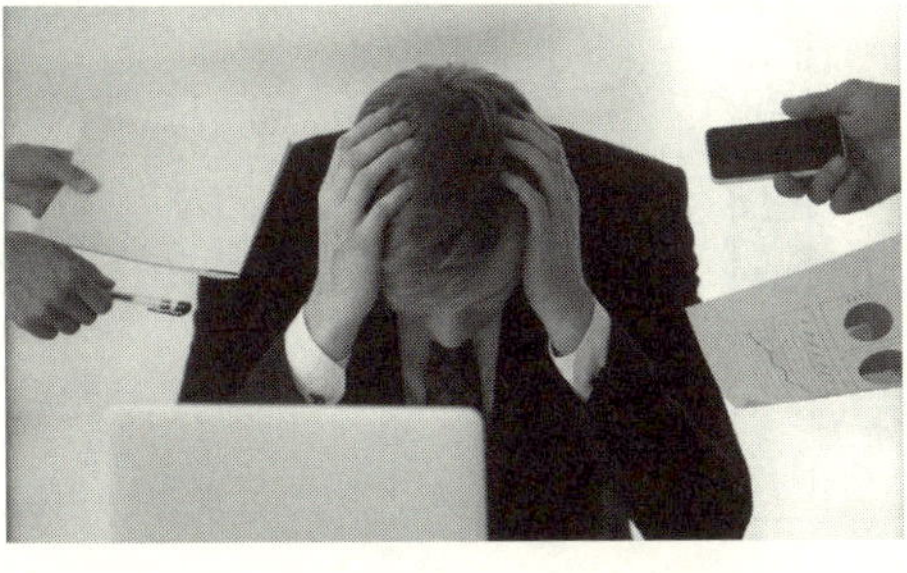

らして食べられる量を増やせるというメリットもあります。また、ビタミンCがデンプンなどに守られて熱に強い食品もあります(次頁参照)。

**○水につけ置きは避けて**

ビタミンCは水溶性なので、つけ置きや洗いすぎ、茹《ゆ》でることで流れ出てしまいます。

**○1日に1g(1000mg)ほど、3回に分けて摂る**

**○1日に1g(1000mg)を食べ物から摂るのが難しいときはサプリで摂る**

# ビタミンCを多く含む食品

【おおよその吸収率（摂取した量に対して吸収される比率）：90%】

## 熱に弱いもの

生で食べるがベスト。野菜は火を通すなら短時間で炒める、煮る、蒸す。とろみをつけて煮汁も飲むのもよし。（100g当たり）

- 青汁（ケール）　1100mg
- 赤パプリカ　170mg
- キウイ（黄）　140mg
- ブロッコリー、パセリ　120mg
- レモン　100mg
- かぶ　82mg
- 柿、キウイ（緑）70mg
- モロヘイヤ　65mg
- いちご　62mg
- ほうれん草　60mg
- みずな　55mg
- 大根葉　53mg
- かいわれ大根 47mg

## 熱に強いもの

炒める、揚げる、蒸すがおすすめ。熱に強くても、茹でるとビタミンCが流出するので避けて。スープで全部食べるのはOK。（100g当たり）

- ピーマン（炒め）79mg
- ゴーヤ・にがうり（炒め）　75mg
- カリフラワー（茹で）53mg
- かぼちゃ（焼き）　44mg
- じゃがいも（フライドポテト）　40mg
- さつまいも（蒸し）　29mg

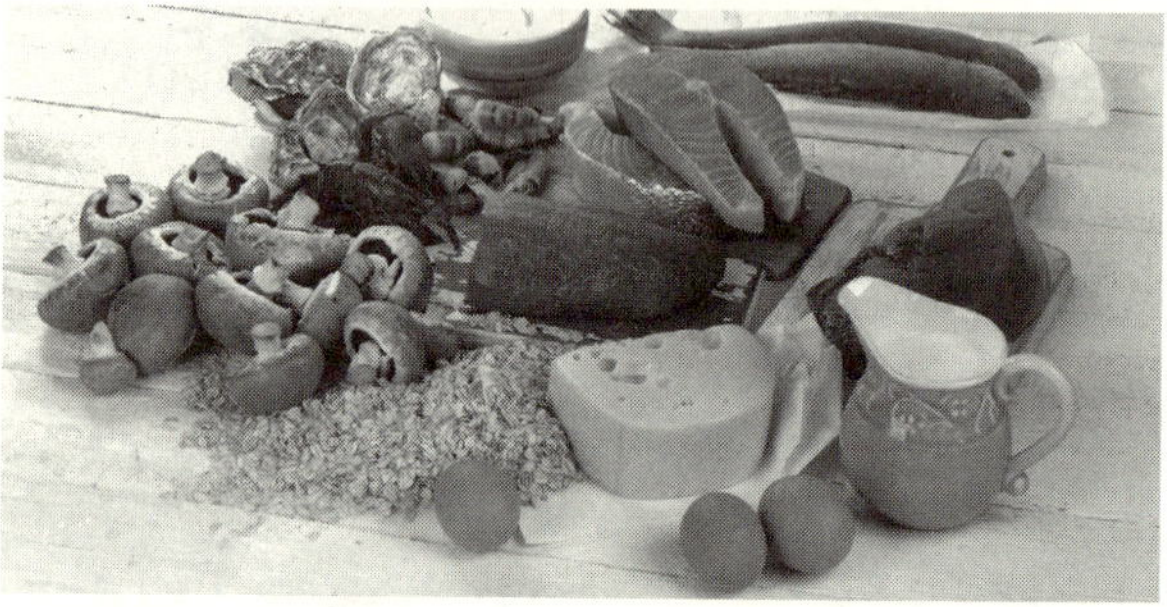

# ビタミンB群

全身代謝アップ

**水溶性のビタミンB群は、全部で8種類。**人間の代謝活動に非常に重要な役割を持ち、DNAの合成、神経系の保護、免疫力の強化などにも効果を発揮します。**ビタミンB群は、お互いのはたらきを助け合うので、まとめて摂ると効果的。**ビタミンCと同じく水溶性なので、**小分けに毎日摂ることが重要。**

## ビタミンB1

### はたらき

## 1 糖質をエネルギーに変える

ビタミンB1は、糖質をエネルギーに変えるときに必要な補酵素。足りないと、体が糖質からエネルギーを得ることができません。また糖代謝がうまくいかないと、乳酸などの疲労物質がたまりやすくなります。すると、**疲れ、むくみ、筋肉痛、食欲不振、めまい、手足の麻痺などの症状**が出てきます。糖質は脳や神経系のエネルギーにもなるので、足りないと、**イライラしたり、精神が不安定**になったりします。

糖質の多い米が主食の日本人にとって、ビタミンB1は欠かすことができません。さらに、菓子や清涼飲料など糖分を多く摂ると、ビタミンB1不足のリスクが高まります。

## 2 アルコールを分解する

ビタミンB1はアルコールを分解。お酒を日常的に飲む人もB1不足に要注意。

## 上手な摂り方

**糖質を効率よくエネルギーに変えるには、1000キロカロリー当たり、0.45mgのビタミンB1が必要と言われています。**1日に2000キロカロリー摂取すると約1mgとなりますが、1日の摂取カロリーは、性別、体格、運動量などによっても変わります。**1日に約1～1.4mgを2～3回に分けて**摂りましょう。過剰症の心配はありません。

### ○精製度の低い米や全粒粉を取り入れる

玄米には、100g中、0.4mgもビタミンB1が含まれますが、精米して白米にすると、0.1mg以下(4分の1以下)に減ります。また、湿度が高い状態で保管したり、洗米や加熱によっても減るので、**白米を最終的に口にするときには、ビタミンB1はたったの0.02mgです。20分の1**になってしまいます。

玄米には、ビタミンB6、ナイアシン、葉酸、そしてミネラルや食物繊維なども豊富に含まれており、精米で表皮や胚芽を取り去ってしまった白米には、これらの成分は微量しか残っていません。

玄米が食べにくければ、**栄養価の高い胚芽を残して精米した胚芽米や、玄米を少しずつ精米した分《ぶ》搗《づ》き米**などを取り入れてみましょう。主食をこれらのものに代えるだけでも、ビタミンB1不足のリスクはかなり回避できます。全粒粉の多いパンやシリアルを取り入れるのもよいです。

### ○スープや煮汁ごと摂る

水に溶けるので注意。熱にも弱い。



## ビタミンB1を多く含む食品

【おおよその吸収率：60%】

熱に弱いので、肉は表面をしっかり焼いてからアルミで包み余熱で火を通すくらいが○。魚は生、揚げ、焼く、蒸す。（100g当たり）

- 豚ヒレ　1.32mg
- ごま　1.25mg
- 豚もも　0.96mg
- 乾燥パセリ　0.89mg
- 落花生　0.85mg
- うなぎの蒲焼き　0.75mg
- 大豆　0.71mg
- 焼きのり　0.69mg
- ぶり　0.23mg

# ビタミンB2

## はたらき

### 1 脂質をエネルギーに変える

ビタミンB2は、脂質をエネルギーに変えるときに必要な補酵素。タンパク質と糖質も分解します。**細胞の新陳代謝を促し、髪や肌を健康にしたり、粘膜を保護**したりします。体の成長も助けるので、成長期の子供にも重要です。

足りないと、口内炎、舌が荒れる、目の充血、ニキビ、肌荒れ、フケなどの症状が。

### 2 有害な過酸化脂質を分解する

過酸化脂質は、体内の脂肪酸が活性酸素によって酸化した物質。細胞の老化を促してシミやシワを作ったり、動脈硬化や心筋梗塞の原因になる、発がん性の有害物質です。

ビタミンB2は、酵素類と結合して過酸化脂質を分解するので、非常に有益です。

ビタミン

## 上手な摂り方

**○日光を通さないパックで冷暗所で保存**

ビタミンB2は光に当たると変質するので何かに包んで冷蔵庫などに保存しましょう。

**○ビタミンEと一緒に摂る**

ビタミンEは過酸化脂質の生成を抑えるので、過酸化脂質を分解するビタミンB2と一緒に取るとダブル効果！

**○毎日、約1.1～1.6mgを2～3回に分けて摂る**

水溶性なので過剰症の心配はありません。熱に強いので、加熱調理も大丈夫です。

## ビタミンB2を多く含む食品

【おおよその吸収率：60%】

熱に強いので、煮る炒めるもOK。（100g当たり）

・豚レバー　3.06mg
・牛レバー　3.00mg
・鶏レバー　1.80mg
・アーモンド（煎り）　1.04mg
・うなぎの蒲焼き　0.74mg
・うずらの卵　0.72mg
・小麦胚芽　0.71mg
・パルメザンチーズ　0.68mg
・アーモンドチョコ　0.64mg
・塩さば　0.59mg　・納豆　0.56mg
・卵　0.43mg　・ぶり　0.36mg

# ビタミンB6

## はたらき

### 1 タンパク質を分解、合成する

ビタミンB6はタンパク質を分解・合成し、**皮膚の再生や粘膜の保護、体の成長などを促進します。お肌のビタミンとしても有名です。免疫力を向上させる**ので、アレルギー症状も軽くするとも言われています。不足すると、肌荒れ、皮膚炎、口内炎などの原因となり、免疫力が低下。

### 2 やる気に関わるドーパミン、セロトニンを合成

タンパク質はアミノ酸に分解されますが、B6不足でこの代謝が滞ると、ドーパミンやセロトニンなど、アミノ酸系ホルモンの生産量が減ります。すると不眠症やうつなどの精神的影響も起こります。B6は胎児の脳神経の発達も助けます。妊娠中の服用は、

必ず主治医と相談してください。

## 上手な摂り方

### ○体内での利用率が高い魚や肉から摂る

### ○タンパク質と一緒に摂る

充分なタンパク質とB6があれば、細胞の再生や、赤血球の合成が活発に。

### ○ビタミンB2と一緒に摂る

B6は脂質も代謝するので、同じく脂質代謝を担うB2と摂るとダブル効果。

### ○毎日、約1.2～1.4mgを2～3回に分けて摂る

水溶性で過剰症の心配はないが、必要量の何十倍も継続して摂ると神経障害の可能性。



## ビタミンB6を多く含む食品

【おおよその吸収率：70%】

魚は生がよい。煮るなら煮汁も飲む（100g当たり）

・小麦胚芽　1.24mg
・ミナミマグロ　1.08mg
・ドライトマト　0.95mg
・牛レバー　0.89mg
・クロマグロ（本マグロ）　0.85mg
・かつお、豚ヒレ、そば粉　0.76mg
・青汁（ケール）　0.75mg
・黒砂糖　0.72mg
・うるめいわし（丸干し）　0.69mg
・鶏ささみ 0.66mg　・さけ　0.64mg
・ねりごま 0.65mg　・さば　0.59mg

# ビタミンB12

## はたらき

### 1 赤血球を作り悪性貧血を防ぐ

ビタミンB12は、葉酸とともに、赤血球のヘモグロビンを作り、血液を増やします。**赤血球の最も重要な役割は、酸素を全身に運ぶことですが、その能力はヘモグロビンの量と比例します。**赤血球・ヘモグロビンの量が減ると貧血が起こり、ビタミンB12と葉酸の欠乏から起こる貧血を「悪性貧血」といいます。貧血になると、**疲労感、めまい、動悸、息切れ、頭痛、耳鳴り、免疫力低下、血色の悪さ**など、様々な症状が現れます。

### 2 神経細胞を修復、アルツハイマー病予防にも期待

ビタミンB12は、神経細胞内の核酸（DNA・RNA）やタンパク質の合成を助け、神経伝達物質を合成したり、**神経系を保護します。**B12はアルツハイマー病などの認知症

を予防する可能性があり、研究が続けられています。

また、メラトニン（睡眠ホルモン）などの分泌を調整し、睡眠リズムを整えます。

## 上手な摂り方

**○動物性食品、特に貝類を食べる**

**○毎日、約2.4μg（マイクログラム）を摂る**

他のビタミンと比べ微量ではたらきます。水溶性で過剰摂取にはなりません。

※1ミリグラムは1000マイクログラム

## ビタミンB12を多く含む食品

【おおよその吸収率：50%】

植物性食品には含まれないので、
ベジタリアンは不足注意（100g 当たり）

- しじみ　68.4 μg
- 田作り（かたくちいわし）64.5 μg
- あか貝　59.2 μg
- すじこ　53.9 μg
- 牛レバー　52.8 μg
- あさり　52.4 μg
- ほっき貝　47.5 μg
- イクラ　47.3 μg
- 鶏レバー　44.4 μg
- まいわし（丸干し）　29.3 μg

# 葉酸

## はたらき

### 1 核酸を合成し、細胞を新生・増殖する

核酸（DNA・RNA）は、細胞を新しく作ったり、タンパク質を合成したりします。葉酸は、核酸を作るので、**細胞分裂や増殖が活発になっている妊娠中の女性や成長期の子供には特に欠かせない**ビタミンです。

妊娠初期に葉酸が欠乏すると、胎児の神経管閉鎖《しんけいかんへいさ》障害（直腸機能障害や脳の形成不全などを含む）の発症リスクを高めるので、**妊娠の1ヶ月以上前から成人摂取量の2倍（480μg）を毎日摂るように勧められています。**

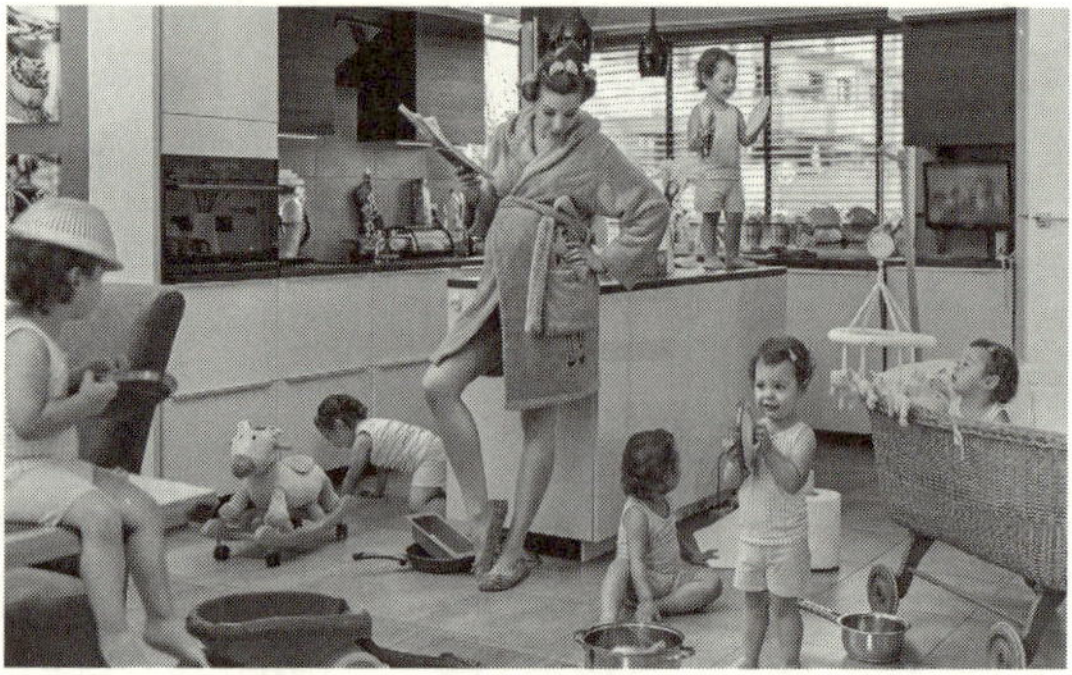

妊娠を希望する方、または妊娠中の方の服用は、必ず主治医と相談してください。

**2 動脈硬化、心疾患を防ぐ**

必須アミノ酸のメチオニンから生まれる**ホモシステイン**は、**増えすぎると活性酸素を発生**させ血管を傷つけます。葉酸とビタミンB12は、ホモシステインをメチオニンに戻すはたらきがあるので、動脈硬化、心疾患のリスクを減らします。

**3 赤血球を作り悪性貧血を防ぐ**

ビタミンB12と協力して、赤血球を作ります。

## 上手な摂り方

**○葉酸サプリも活用する**

葉酸の成分には、ポリグルタミン酸（食品に含まれる天然の葉酸）とモノグルタミン酸（サプリなどに使われる成分調整された葉酸）があります。**成分調整されたモノグル**

**タミン酸は、生体利用効率**（体に吸収・利用される割合）**が非常に高く、85%**にもなると言われています。一方、**食品から摂るポリグルタミン酸の生体利用率は50%。つまり、食べたものの半分しか利用されません。**

特に妊娠前・妊娠中の女性にとって、推奨量を食物から全部摂ることは大変。ですので、内服薬かサプリで補うことがおすすめです。妊娠中の服用は、必ず主治医と相談してください。

成分調整された葉酸（モノグルタミン酸）には、「食品（天然）由来」と「化学物質由来」の2種類があります。化学物質由来の葉酸サプリは、比較的安いようですが、体内で分解しづらい化学物質や石油が原料ですので、**天然由来のものを選びましょう。**

なお、天然由来のサプリでも、品質管理がしっかりしているもの（低温処理など）、食品添加物が少ないものを購入しましょう。

光や空気に弱いので、サプリは光を通さない密閉容器での保存がベスト。

### ○ビタミンCと鉄と一緒に摂る

ビタミンCは、ビタミン$B_{12}$やナイアシンと同じく、葉酸を活性型に変えてくれます。また、ヘモグロビンの材料である鉄と一緒に摂るとダブルで造血効果に。

### ○毎日、約２４０μg（妊娠希望や妊娠中の女性は約４８０μg）を２～３回に分けて摂る

水溶性なので過剰摂取の心配はありませんが、レバーを多く食べると簡単に推奨量を超えます。耐容上限量（※）は18～29歳で９００μg、30～69歳で１０００μgなので、水溶性といえども注意しましょう。

※耐容上限量…過剰摂取による健康障害が発生するリスクがゼロではなくなる値

## 葉酸を多く含む食品

熱に弱く55℃前後で壊れてしまうので
野菜は生か、さっと加熱がよい。（100g当たり）

- 鶏レバー　1300 μg
- 牛レバー　1000 μg
- 青汁（ケール）　820 μg
- 豚レバー　810 μg
- 小麦胚芽　390 μg
- からし菜、冷凍えだまめ　310 μg
- 田作り（かたくちいわし）　230 μg
- ほうれん草、ブロッコリー　210 μg
- 切り干し大根　210 μg
- 春菊、アスパラガス　190 μg

# ビオチン

## はたらき

1 ヒスタミンの生産を抑え、皮膚炎、アトピー、白髪、抜け毛予防

2 疲労物質にはたらきかけ疲労回復、筋肉痛を和らげる

3 糖質、脂質、タンパク質の代謝を助ける

## 上手な摂り方

○生の卵白は吸収を阻害するので、多く食べるなら加熱する

○毎日、約50μgを2~3回に分けて摂る

ビオチンは、食品からの生体利用効率が高く、腸内の細菌によっても作られるので、不足することはほぼありません。

### ビオチンを多く含む食品

【おおよその吸収率：80%】

（100g当たり）

- 鶏レバー　232 μg
- ピーナッツバター 96 μg
- ヘーゼルナッツ　82 μg
- 卵黄　65 μg
- アーモンド　62 μg

# ナイアシン

## はたらき

1 二日酔いのもととなるアセトアルデヒドを分解する

2 糖質、脂質、タンパク質の代謝を助ける

3 血行を促進し、冷え性や頭痛を和らげる

## 上手な摂り方

○アルコールを飲む前に積極的に摂ると二日酔い防止に

○毎日、約11～15mgを2～3回に分けて摂る

普通の食生活で不足することは、ほぼありません。耐容上限量は女性18～69歳で250mg、男性18～29歳で300mg、30～69歳で350mgと決められています。

**ナイアシンを多く含む食品**
【おおよその吸収率：60%】

（100g当たり）

・焼きたらこ　56.9mg
・かつお　19.0mg
・キハダマグロ　17.5mg
・落花生　17.0mg
・まいわし（丸干し）15.6mg

# パントテン酸

## はたらき

**1** 副腎のはたらきを強め抗ストレスホルモンの合成促進

**2** 善玉コレステロールを増やし、心臓病を予防する

**2** カフェインやアルコールを分解する

## 上手な摂り方

○コレステロール値や中性脂肪値が高い人や、カフェインやアルコールをよく摂る人は、多めに摂る

○毎日、約4～5mgを2～3回に分けて摂る

様々な食品に含まれ、腸内の細菌によっても作られるので、不足の心配はほぼない。

### パントテン酸を多く含む食品

【おおよその吸収率：70%】

（100g当たり）

- 鶏レバー　10.1mg
- 卵黄　4.3mg
- 納豆　4.2mg
- 鶏ささみ　3.1mg
- ひらたけ　2.4mg

水溶性ビタミンの超サポート力、
お分かりいただけましたでしょうか。

次は、劣らず重要な脂溶性ビタミンをご紹介します。

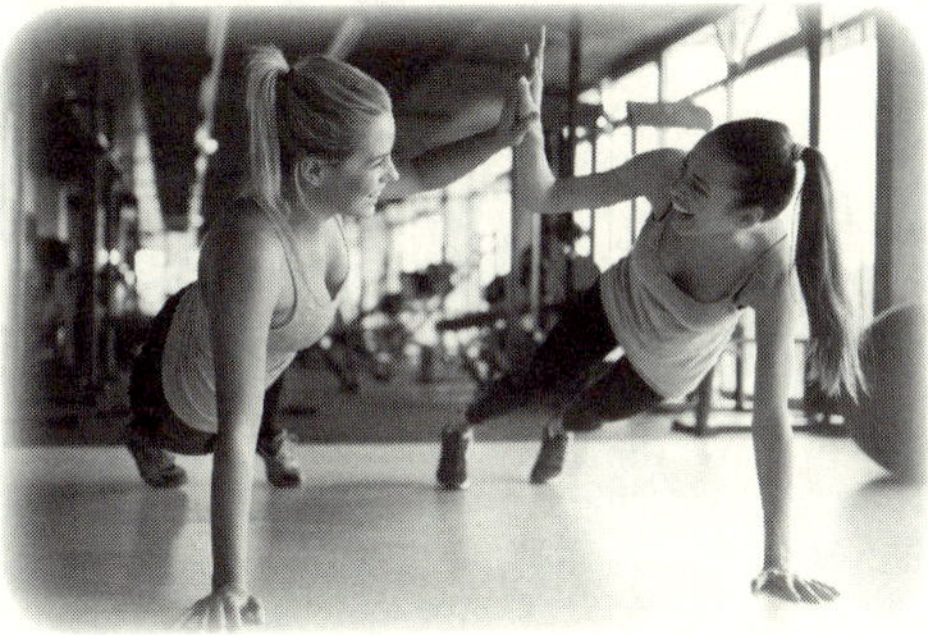

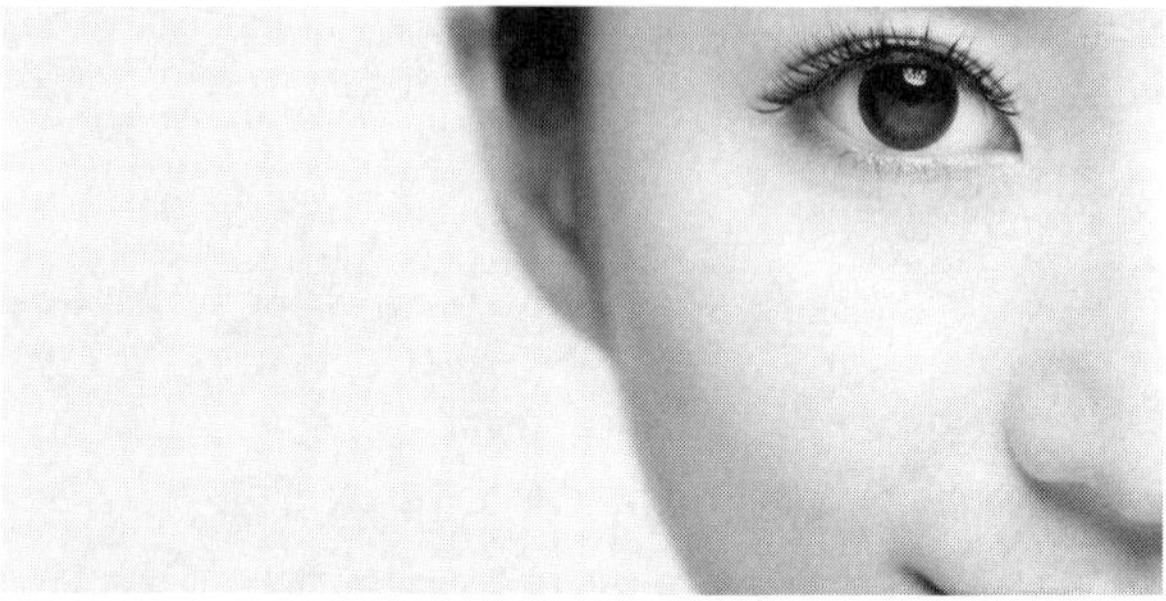

# ビタミンA

目と粘膜を守る

## はたらき

「目のビタミン」と言われるビタミンAは、粘膜も強化し、体の免疫力を高めます。

### 1 目を守る

ビタミンAは、目の網膜にある「ロドプシン」というタンパク質の主成分です。目で見たもの（光の情報）は網膜に映し出されますが、その光の情報を電気信号に変化させ、視神経を通して脳に送って、はじめて「見る」ということができます。この電気信号を作っているのがロドプシンです。ロドプシンは、光の情報を受け取ると分解され、そのときに電気信号を発します。そして、分解されたロドプシンは、短時間で再合成され、もとに戻ります。分解されたままだと次の光の情報を脳に伝えられないからです。**つまり、ロドプシンは、分解と再合成を絶えず繰り返して、「見る」ことを可能にしているのです。**明るい所から暗い所へ行ったとき、目が徐々に順応して見えるようになるのもロドプシンのおかげです。

ビタミンAは、ロドプシンの再合成の過程で消費されていきます。**ビタミンAが不足すると、ロドプシンの再合成が鈍り、目のかすみや視力低下、暗い所でものが見えにくくなる夜盲症を引き起こします。**また、ビタミンA不足は**ドライアイや目の細胞修復の遅れの原因にもなります。**

## 2 粘膜を強化し、感染症やがんを予防

ビタミンAは、皮膚の健康を保ち、目、口、のど、そして肺、胃、腸など、すべての粘膜を強化するので、病原菌の体への侵入を防ぎ、免疫力をアップします。上皮細胞の核内に入り込み、遺伝子に直接作用して、細胞の増殖、分化、入れ替わりを調整するので、発がんやがんの進行を抑えるはたらきもします。美肌にも力を発揮します。

ビタミン

ビタミンAが不足すると、皮膚や粘膜が傷を受けやすく、感染症にかかりやすくなります。また、上皮細胞にできる胃がん、肺がん、子宮がんなどになりやすくなると言われています。肌トラブルも起こります。

### 3 強い抗酸化作用

体内でビタミンAに変換されるプロビタミンA（β―カロテン）は、変換されなければ、そのまま体内に蓄積し、強い抗酸化作用を発揮します。

## 上手な摂り方

ビタミンAには、動物性のレチノールと、植物性のカロテノイドがあります。

【レチノール】は、ウナギやレバーなどに多く含まれ、吸収率がよく、70～90％が吸収されます。でも、その9割は肝臓に貯蔵されるので、大量に摂ると、吐き気、頭痛、疲労感、脱毛、肝臓障害、皮がむける、などの過剰症が現れることがあります。

また、**妊娠初期に摂りすぎると、胎児の発育に悪影響を及ぼすリスクが高まると言われていますが、不足しても問題が起こります**（次頁の表の推奨量参照）。

**【カロテノイド】**はプロビタミンAと呼ばれ、体内でビタミンA（レチノール）に変わります。β―カロテンやα―カロテンなど約50種類がありますが、**最も効率よくレチノールに変換されるのは、緑黄色野菜に多く含まれるβ―カロテン**。

β―カロテンは、必要な分だけビタミンAに変換されるので**過剰症の心配はありませんが、レチノールよりも吸収率が低く、10～30％ほどにとどまります**。

### ○毎日、約650～900μgRAE摂る

前述のとおり、ビタミンA（レチノール）は体内にたまるので、**大量のサプリやレバーを摂るのは避けましょう。**厚生労働省は、ビタミンAの**最低健康障害発現量（障害の起こり得る最小の量）を1３500μgRAE／日とし、耐容上限量（過剰摂取による健康障害が発生するリスクがゼロではなくなる値）を、その5分の1の2700μgRAE／日**としています。乳児の耐容上限量は600μgRAE／日です。

ビタミンAに限らず、蓄積性のビタミン類の服用は事前に主治医と相談してください。

※ビタミンAの単位であるμgRAEの「RAE」とは「レチノール活性当量」のこと。ビタミンAにはいくつか種類がありますが、量を考えるときは、レチノールとしての活性で考えるという意味です。

**ビタミンAの摂取基準**

| 年齢 | 推奨量（μg RAE/日） | | 耐容上限量（μg RAE/日） |
|---|---|---|---|
| | 男 | 女 | 男女 |
| 18～29歳 | 850 | 650 | 2700 |
| 30～49歳 | 900 | 700 | 2700 |
| 50～69歳 | 850 | 700 | 2700 |
| 70歳以上 | 800 | 650 | 2700 |
| 妊婦（付加量） | | +80 | |
| 授乳婦（付加量） | | +450 | |

厚生労働省『日本人の食事摂取基準』 2015年版

# ビタミンA（レチノール）を多く含む食品

【おおよその吸収率：70～90%】

## レバーの食べすぎに要注意！

焼き鳥レバー1本30グラムとすると、
約3本半で最低健康障害発現量の
13500 μg RAEを超えます。（100g当たり）

- 豚スモークレバー　17000 μg
- 鶏レバー　14000 μg
- 豚レバー　13000 μg
- あんこう　きも　8300 μg
- やつめうなぎ　8200 μg
- あゆ内臓（焼き）　6000 μg
- うなぎ　きも　4400 μg
- 豚レバーペースト　4300 μg
- 豚レバーソーセージ　2800 μg
- ほたるいか（ゆで）　1900 μg
- うなぎの蒲焼き、ぎんだら 1500 μg

**妊婦の摂取量は、650〜700㎍RAE／日に、さらに80㎍RAEを追加、授乳中は450㎍RAEを追加**します。ビタミンAは重要な栄養素なので、推奨量をきちんと摂るようにしましょう。妊娠中の服用は、必ず主治医と相談してください。

### ○油と一緒に摂る

脂溶性のビタミンAを含む食品は、油で炒めたり、脂肪分の多い肉や魚と一緒に摂ると吸収力アップ。サラダは、オリーブオイルやエゴマ油など体によいオイルをかけて食べるとよいでしょう。

### ○ビタミンEと一緒に摂る

同じく強い抗酸化作用をもつビタミンEと一緒に摂ると、抗酸化力が倍増。美肌や健康な髪をはじめ、アンチエイジング効果があります。

# プロビタミンA（β《ベータ》-カロテン）を多く含む食品

【おおよその吸収率：10%】

※β-カロテンの吸収率は、食材や調理法、個人の状態・条件などにより、 特に大きく異なるとされています。

過剰摂取はないが、レチノールに比べると
吸収率は低め。（100g当たり）

- 青汁（ケール）　10000 μg
- モロヘイヤ　10000 μg
- にんじん（油いため）　9900 μg
- ほうれん草（油いため）　7600 μg
- パセリ　7400 μg
- にんじん　6900 μg
- ドライマンゴー　5900 μg
- かぼちゃ（焼き）　5400 μg
- よもぎ、春菊　5300 μg
- なずな　5200 μg
- 乾燥ひじき　4400 μg

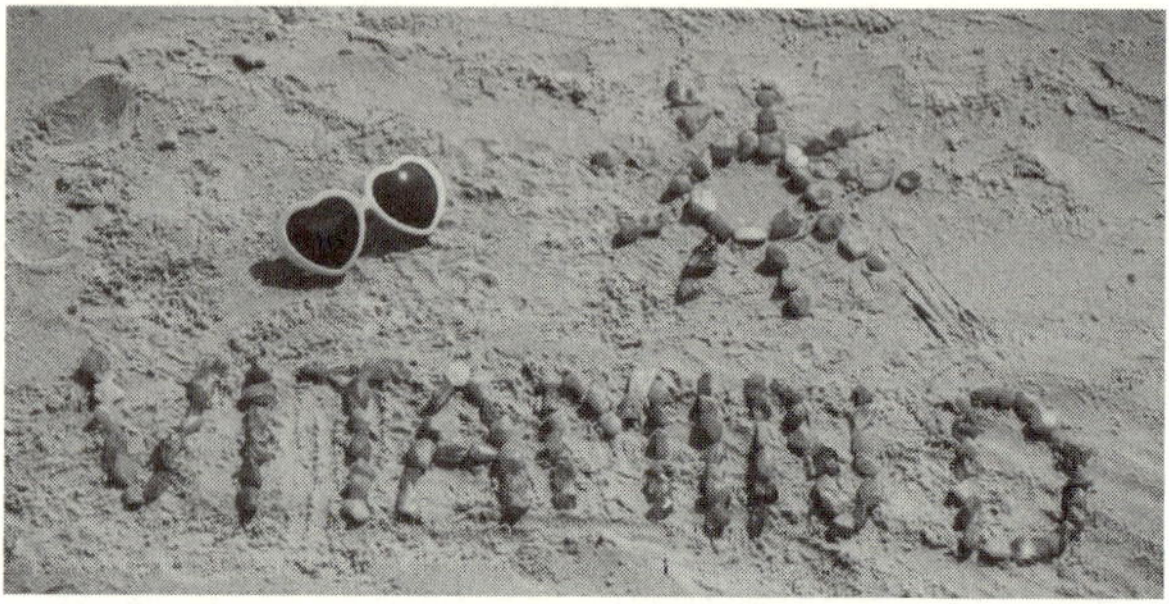


# ビタミンD

日光浴で骨強化

## はたらき

ビタミンDは、日光（紫外線）を浴びると皮膚で合成されます。

### 1 カルシウムの濃度を調節し、丈夫な骨や歯を作る

ビタミンDは、小腸からカルシウムの吸収を促し、骨に沈着させて骨や歯を作ります。体内のカルシウムが足りなければ、骨や歯からカルシウムを血中に溶かし出して調節します。

ビタミンDは、どの年代でも重要ですが、特に子供や高齢者、妊娠中・授乳中の女性にとって不可欠です。子供の場合、不足すると骨の成長が不充分で、O脚や猫背などが起こります。骨折しやすくなり、歯や歯を支える下あごも

弱くなります。成人の場合も骨軟化症や骨粗鬆症の原因に。

### 2 免疫力を高め風邪を予防する

ビタミンDは、免疫力を高めて、風邪やインフルエンザなどを予防します。さらには発がん抑制に関わっている可能性もあり、研究が進められています。

## 上手な摂り方

**ビタミンDは、太陽の光に当たることで合成できる貴重なビタミンです。**

### ○外に出て日光に当たる

太陽に当たることが一番です。**手のひらを15分日光に当てるだけで、1日に必要なビタミンDが充分に合成されます。**日陰でも30分ほどいれば、必要量が合成されると言われています。でも、**日焼け止めを塗ると効果はありません。**

特に冬は日光に当たる機会も減るので、意識して外に出るようにして、ビタミンD

を多く含む食品やサプリなども摂るようにしましょう。

### ○毎日、約5.5μgを摂る

必要な摂取量の10倍以上を継続して摂ると、カルシウムが血管壁や内臓に沈着して、血管が弱くなり動脈硬化の原因となりますが、平均的日本人は不足の方を心配したほうがよいでしょう。日に当たらず、カルシウムも意識的に摂っていない人は、不足になりやすいです。

### ○油と一緒に摂る

脂溶性のビタミンDを含む食品は、炒め物やてんぷらにすると、吸収力アップです。

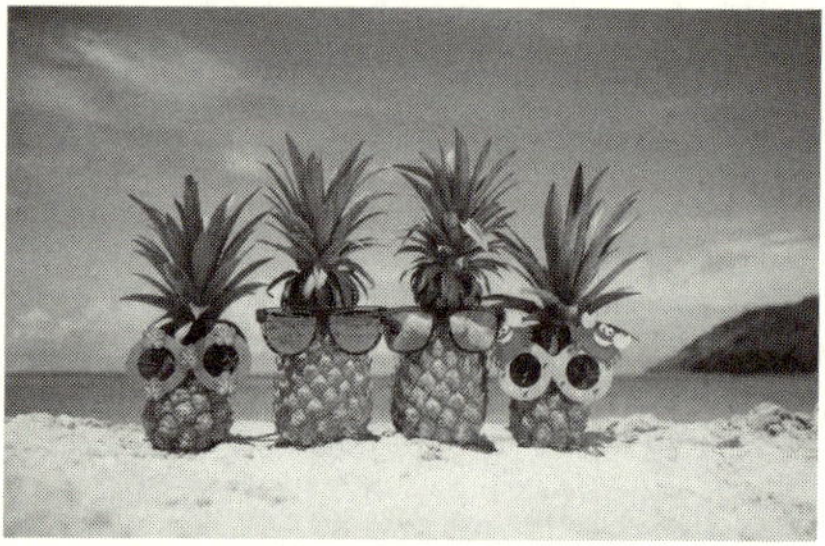

**○カルシウムと一緒に摂る**

カルシウムは日本人に不足しやすく、しかも吸収率が低いですが、ビタミンDと一緒に摂ると吸収率が高まり、ダブル効果です。

**○しいたけは紫外線に当てる**

しいたけを2〜3時間日光に当てると、ビタミンDが増えます。折角ですので、日に当ててから調理しましょう！

## ビタミンDを多く含む食品

油いためやフライがおすすめ。（100g当たり）

・きくらげ（乾燥）　85.4 μg
・しらす干し（半乾燥）　61 μg
・まいわし　みりん干し　53 μg
・たたみいわし　50 μg
・すじこ　47 μg
・いくら　44 μg
・かわはぎ　43 μg
・紅鮭　33 μg
・さんま　みりん干し　20 μg
・まいたけ（乾燥）　19.8 μg
・うなぎ蒲焼き　19 μg

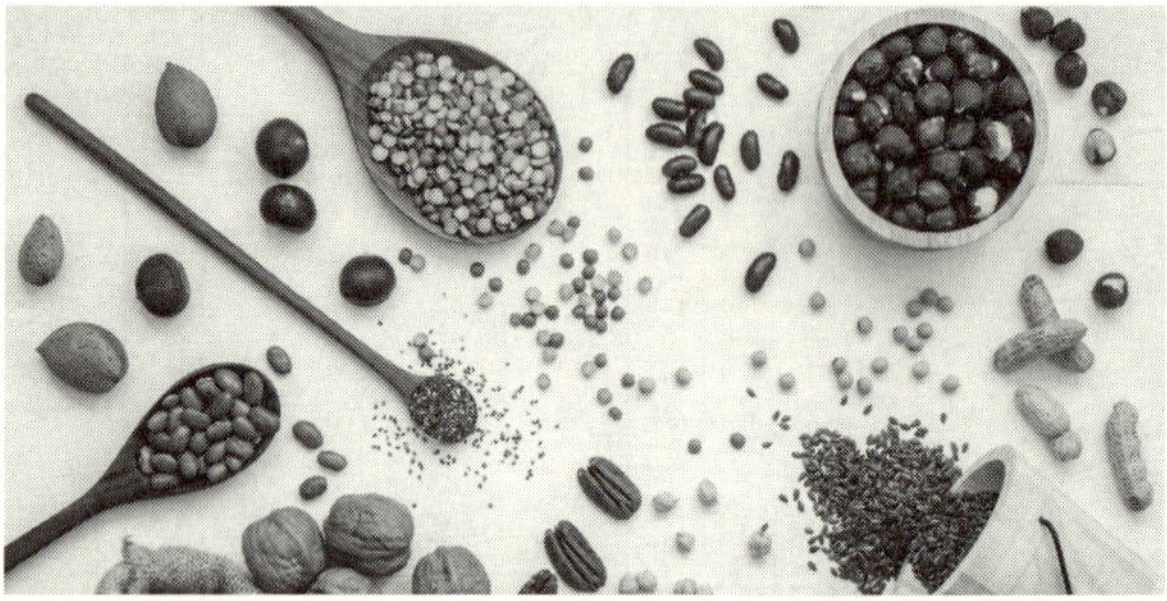

# ビタミンE

超抗酸化作用

## はたらき

ビタミンEは、「子宝のビタミン」として知られる以外にも、抗酸化作用、血流の促進、免疫力アップなど、様々な作用があります。

### 1 強い抗酸化作用で細胞を守る

ビタミンEの最大の特徴は、強力な抗酸化作用。呼吸で取り入れた酸素は、そのはたらきの過程で活性酸素を生み出し細胞を酸化させます。特に、細胞膜の材料である不飽和脂肪酸は、酸化すると過酸化脂質に変化して、細胞を傷つけ、老化やがんを引き起こします。

**ビタミンEは、細胞膜で過酸化脂質の生成を防ぎます。血液中の悪玉コレステロールの酸化も防ぎ、動脈硬化や脳梗**

**塞などを予防**します。

また、脳内に発生する活性酸素からも細胞を守り、脳機能を保護。認知症の改善にも効果があると言われています。

## 2 血管を広げ血行をよくする

ビタミンEは、血管を広げて血行をよくするので、自律神経を整え新陳代謝を活発にして、**肩こりや冷え性などを改善**。狭心症、心筋梗塞も予防します。

新陳代謝がスムーズだと、肌を若々しく保ち、**美肌効果**をもたらします。

## 3 妊娠・出産、更年期障害に効果

ビタミンEの抗酸化作用は、胎盤を作るのに不可欠。血行促進作用とも合わせて、月経不順や流産なども予防し、妊娠や出産に非常に重要なビタミン。更年期障害の改善にも効果あり。妊娠中の服用は、必ず主治医と相談してください。

## 上手な摂り方

**ビタミンEは、種実からとった植物油などに多く含まれます。**

### ○植物油は早く使い切る

ビタミンEは、オリーブオイルやごま油などの植物油に多く含まれますが、酸化しやすく、過酸化脂質を生み出すので、2～3ヶ月くらいで使い切るようにしましょう。

### ○ビタミンAと一緒に摂る

ビタミンEは、ビタミンAの効果を高めます。目の保護、免疫力アップなどにダブル効果。

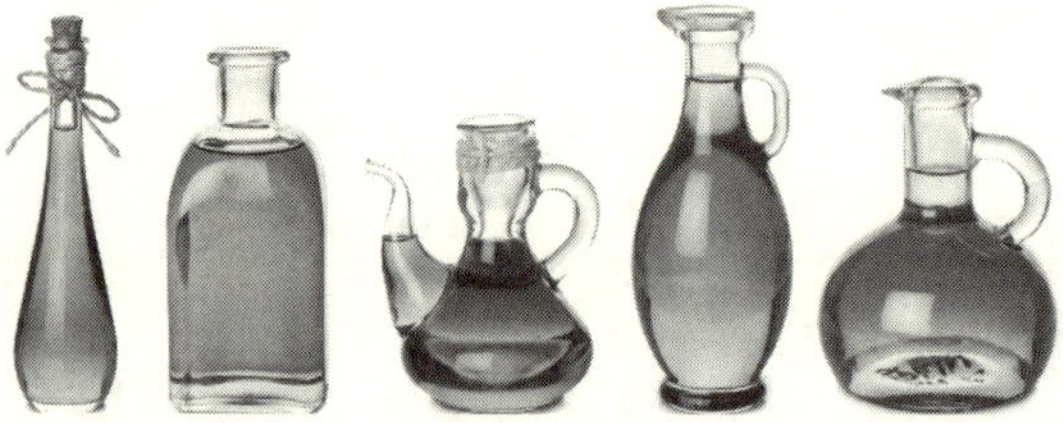

### ○毎日、約6～6.5mgを摂る

ビタミンEは、必要量の何十倍も継続して摂ると、骨粗鬆症の原因に。耐容上限量は成人女性で650～700mg、成人男性で750～900mg。

一方で、足りないと、抗酸化作用が低下し、血流も悪くなるので、シミができやすい、冷え性、動脈硬化などの原因に。

アーモンドなどのナッツ類も、積極的にとってみましょう。

## ビタミンEを多く含む食品

油は酸化に気をつけて。（100g当たり）

- ひまわり油　38.7mg
- アーモンド　30.3mg
- 小麦胚芽　28.3mg
- サンフラワー油　27.1mg
- ドライトマト　18.4mg
- ヘーゼルナッツ　17.8mg
- とうもろこし油　17.1mg
- オリーブ油　7.4mg
- かぼちゃ（焼き）　6.9mg
- モロヘイヤ　6.5mg

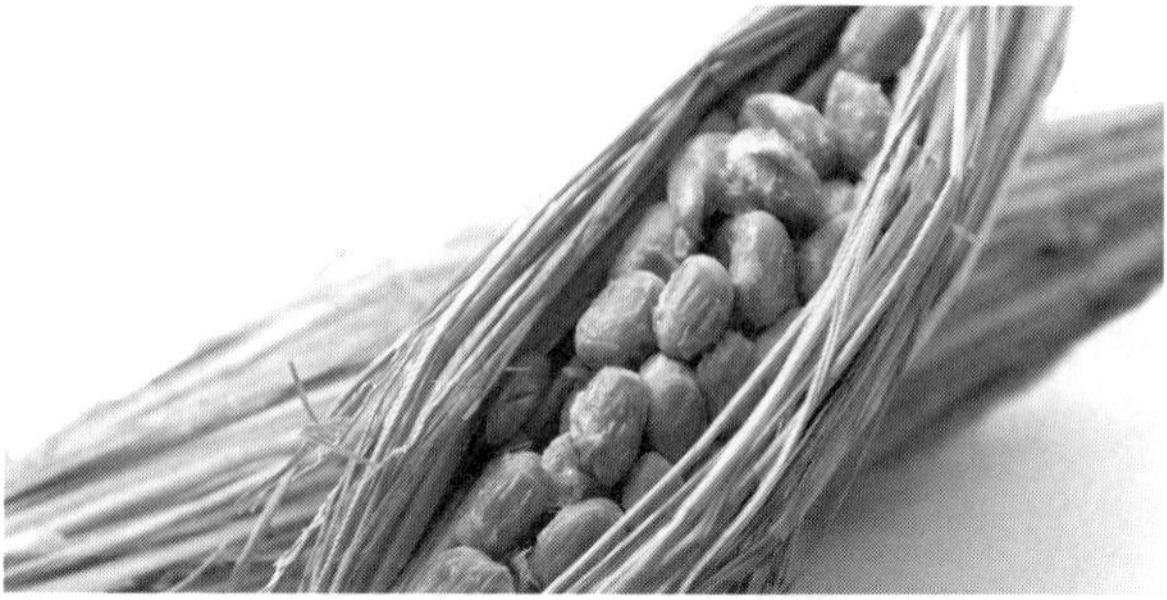

# ビタミンK

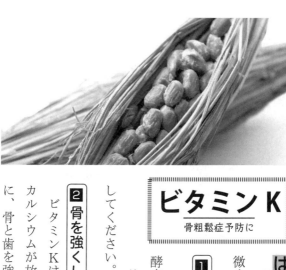

骨粗鬆症予防に

## はたらき

ビタミンKは、緑黄色野菜に含まれるK1と、微生物によって作られるK2があります。

### 1 出血を止める

ビタミンKは、血液凝固因子を合成する補酵素としてはたらき、出血を止めます。

特に脳卒中発作後の服用は、主治医と相談してください。

### 2 骨を強くし、骨粗鬆症の治療にも

ビタミンKは、骨にカルシウムを沈着させたり、骨からカルシウムが放出されるのを抑えます。ビタミンDとともに、骨と歯を強くし、骨粗鬆症の治療にも使われます。

## 上手な摂り方

K1は小松菜やほうれん草などの緑黄色野菜に多く、K2は微生物によって作られる納豆に豊富。

**○加熱して食べる**

ビタミンKは、熱に強いので、かさの多い野菜は炒め物にするとたくさん食べられます。

**○アルコールはビタミンKを壊しやすいので一緒にとらない**

**○ビタミンDと一緒に摂る**

ビタミンDとKは、互いに影響して骨量のバランスをとるので、合わせて摂ると骨粗鬆症予防に効果的。

## ビタミンKを多く含む食品

（100g当たり）

- 青汁（ケール）　1500 μg
- ひきわり納豆　930 μg
- しそ　690 μg
- モロヘイヤ　640 μg
- 糸引き納豆　600 μg
- ほしひじき　580 μg
- 春菊（ゆで）　460 μg
- バジル　440 μg
- 焼きのり　390 μg

### ○毎日、約150μgを摂る

ビタミンKは、普通の食事で摂りすぎることはありませんが、**ワーファリンなど、血液をサラサラにする薬を飲んでいる人は、摂りすぎると薬の効能が弱まるので、摂取量に注意**が必要です。

一方、不足すると、歯茎から血が出たり、鼻血が出やすくなったりします。また、骨が弱くなります。

CHAPTER3

# ミネラル不足は万病の元！

## 少量なのにすごい、ミネラルの役目

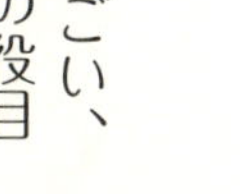

骨や血液を構成するほか、体に取り入れた様々な栄養素を体内ではたらくように変換するのにも欠かせません。ミネラルが足りないと、髪や肌からメンタルまで、多くの不調の原因に。その幅広い役割を知ってミネラルを味方につけましょう。

# ○○が無性に食べたい！はミネラル不足かも

## 1．体に必須の16のミネラルは体内では作られない

ミネラルは、「無機質」とも呼ばれ、すべての元素のうち、炭素、酸素、水素、窒素以外の総称で、自然界に１００種類以上存在します。その中で、人間の生命維持に欠かせない**16種類の元素が「必須ミネラル」**と呼ばれ、そのうちの13種類は厚生労働省によって摂取量の基準が示されています。

主に炭素から構成される「有機物」に比して、無機質が体内に占める割合はわずか４％。しかし、**歯や骨の形成、細胞分裂や新陳代謝、神経伝達、ホルモン分泌や酵素の合成、身体機能の調整**など、私たちの生命活動に欠かせない数多くのはたらきをしています。

また、**ミネラルは体内では作られない**ので、食品から取り入れる必要があります。

## 2．気付きにくいミネラル不足

ミネラルに限らずですが、体は本来、足りない栄養があればそれを補う食材を欲するようにできていると言われています。**何かを食べたい、と思う時には体がその食べ物に含まれる栄養が足りていない**、とサインを出しているのです。しかし、何らかの理由でそのサインを見誤って、足りない栄養素を補給し損ねると、一時的には満足感が得られても、体の不調などが解消されないままになってしまいます。

なかでも、**現代の日本人に不足しがちなのに不足に気付きにくく、病院に行くほどではないけれど、何となく不調**、といった症状は「必須ミネラルの不足や過

**必須ミネラルの分類**

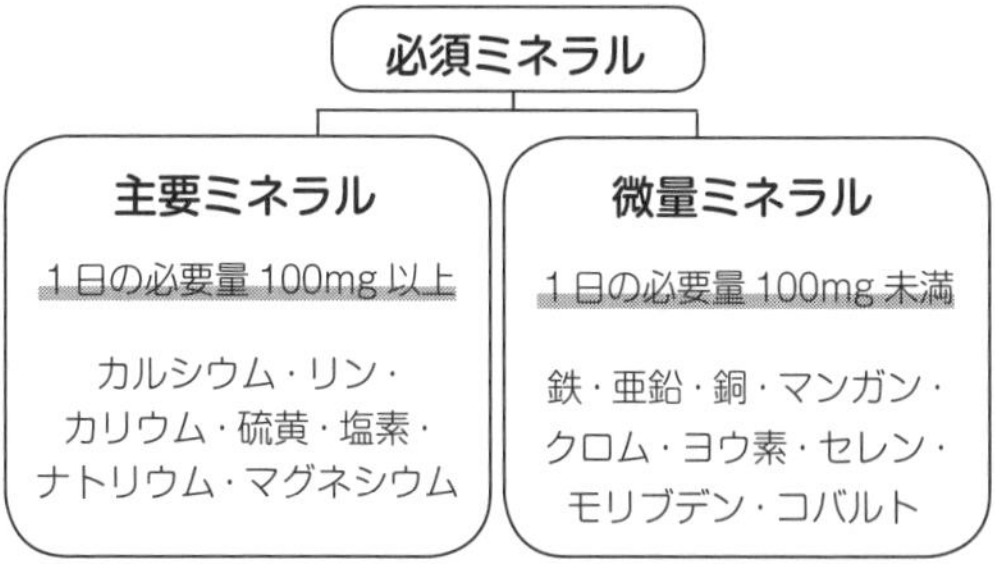

剰」が原因であることが多いようです。

たとえば甘いものやしょっぱいもの、油っこいものが食べたいとき。これは体が糖分などを欲しているときもあれば、必須ミネラルが不足している可能性もあります。

つまり、これは軽い栄養失調状態。飽食の時代に生きる私たちですが、じつは必要な栄養が足りていないことがあるのです。


ミネラルは、海藻類や新鮮な野菜、魚介類や肉類、穀類などじつにさまざまな食品に含まれています。ミネラル不足にならないためには、バランスのよい食生活を心がけるのが、まずは第一といえるでしょう。

また、何となく体の不調があるときには、ストレスをためないようにするなどの生活面の改善に加えて、ミネラルが不足していないかを見直すこともひとつの考え方です。もちろん、何かの病気のサインであることもあるので、見極める際は医師に相談しましょう。

本章では、体に必須の16のミネラルについて、そのはたらきや様々な不調への効能、摂取のポイントをみていきます。それぞれに重要な役割がありますが、どのミネラルも、**体内で他のミネラルや、前章の酵素やビタミン類とのバランスが取れた上で効力を発揮します**。そのバランスが崩れると効力を発揮できないばかりか、それぞれの栄養素のはたらきを阻害することもあります。

どんなときにどんな栄養素が足りなくなるかを知り、偏らない栄養摂取、生活習慣を心がける目安にしましょう。

# 亜鉛

## 皮膚や味覚、目の健康や性機能維持に

亜鉛は、300種類以上の酵素のはたらきを助ける補酵素として、全身の機能を正常に保っています。健康と美容に欠かせない細胞の再生や新陳代謝にも不可欠です。よく知られているところでは、味覚や性機能、皮膚の健康などに関わっています。

亜鉛は多くの日本人に不足しているミネラルの一つです。

## タンパク質を合成、美容の悩みにも

亜鉛は、**髪の毛や爪の主成分「ケラチン」などのタンパク質を合成する**役割を果たします。そのため、たとえタンパク質が足りていたとしても亜鉛が不足していると、髪や爪の健康が損なわれます。

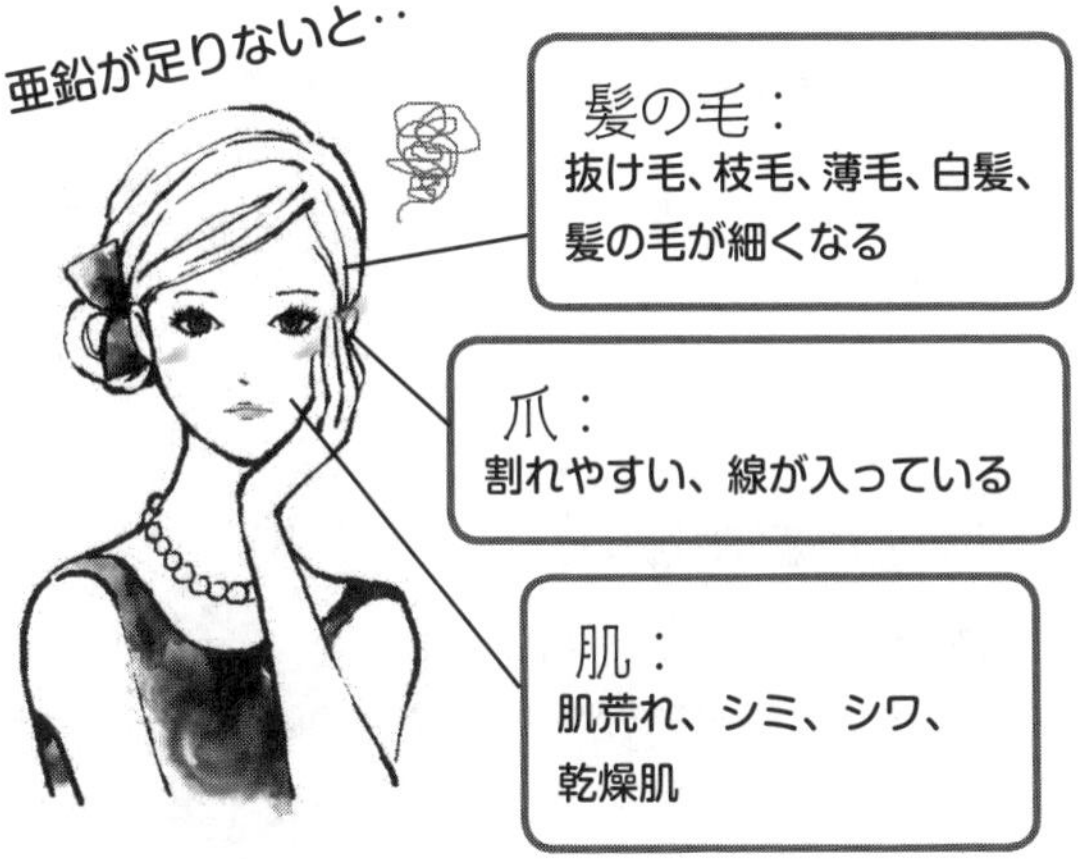
亜鉛が足りないと‥
髪の毛：
抜け毛、枝毛、薄毛、白髪、
髪の毛が細くなる
爪：
割れやすい、線が入っている
肌：
肌荒れ、シミ、シワ、
乾燥肌

肌の保湿成分**コラーゲンの合成にも亜鉛が必要**で、不足すると肌トラブルを引き起こします。

また亜鉛は、**抗酸化作用によって肌の炎症や老化を防いだり、がんの発生と密接に関わる活性酸素を除去するはたらきをしているSOD（スーパー・オキサイド・ディスムターゼ）という酵素の主成分**でもあります。

亜鉛は**女性ホルモンの分泌とも関わっているため、不足すると肌の潤いがなくなるなどの不調**に繋がることがあります。また、ホルモンの分泌のリズムが乱れ、生理痛、生理不順などのつらい症状を招いたり、不妊症に繋がる可能性もあります。

## じつは亜鉛不足が原因だった!?
# あの不調、この不調

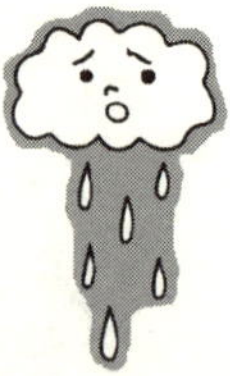

### 【味覚がおかしい】

　**味が分からない、薄く感じる、苦い味がする、本来の味と違う味がする、特定の味のみ分からなくなる**などの症状の多くには、亜鉛不足が関係しています。

　味を感じる味蕾《みらい》には新陳代謝が活発な「味細胞《みさいぼう》」があり、その代謝に不可欠な亜鉛が足りないと、このような症状が出ます。

### 【イライラする、急に落ち込む】

　心のバランスを保つ**幸せホルモン「セロトニン」（152頁）の合成には亜鉛が欠かせない**ため、不足すると怒りや不安、落ち込みといった感情をコントロールしにくくなります。セロトニンは睡眠にも関わっているため、**睡眠不足が間接的に精神の不安定**に繋がることもあります（詳しくは203頁～）。

**【目の疲れ、夜盲症、**
**ドライアイ、視力低下】**

亜鉛は目の**網膜に多く含まれ**ていて、網膜のはたらきを正常に保つビタミンAの代謝にも関わっています。不足すると視神経の神経伝達が上手くいかず、**眼精疲労や視力低下、夜盲症の原因となる**ことも知られています。

米国の研究で、亜鉛と抗酸化作用のあるビタミンを一緒に摂取すると加齢黄斑変性症の発症リスクが抑えられたという報告もあります。

**【傷が治りにくい、風邪を引きやすい】**

亜鉛が不足すると、ウイルスなど外部の敵から体を守る免疫の機能を果たす細胞が活性化しなくなり、免疫力が低下して風邪を引きやすくなったり傷が治りにくくなったりします。

**【生殖機能の低下】**

亜鉛は、男性ホルモンの生成にも必要で、**生殖細胞の質に大きく関わります。**不足すると、**生殖機能の低下**の一因になります。

# 亜鉛を特にしっかり摂ってほしいのは、こんな人！

## ＊ストレスと闘っている人

ストレスを感じるほど、亜鉛は体内で消費されてしまいます。

## ＊タバコを吸う人

喫煙で体内にできる活性酸素を排出するために亜鉛が多く消費されます。

## ＊妊娠中、授乳中の人

体の成長に欠かせない成長ホルモンや細胞分裂にも関わっている亜鉛。不足すると子供の**低出生体重や発達障害、アトピー性皮膚炎や流産・早産のリスク**を高めます。母体においても**妊娠合併症を引き起こす可能性**が高まります。妊婦さんで**「口の中が鉄のような味がする」**と感じたら亜鉛不足かもしれません。母乳中の亜鉛が不足していることで、皮膚炎や成長遅延が起こる乳児亜鉛欠乏症が最近増えているという報告も。

## ＊食生活が偏りがちな人

**無理なダイエット、甘い物の食べ過ぎ、インスタント食品や添加物の多い食品に偏った食生活は亜鉛不足の原因に。**また、肉や魚介類を食べない**ベジタリアン**の人も不足しがちになります。ベジタリアンの人が多く摂る豆類や穀類には、**亜鉛の吸収を阻害するフィチン酸**という成分が含まれています。豆類や穀類を食べるときは**発芽・発酵させるとフィチン酸が減ります。**また、他の食品からも亜鉛を補いましょう。

## ＊お酒をよく飲む人

アルコールを分解する酵素は亜鉛がないとはたらかないため、不足すると**酔いやすくなったり、二日酔いになりやすく**なります。

## ＊激しい運動をする人

運動の強度が高いほど体内の亜鉛は消費される傾向にあります。**亜鉛は汗や尿と一緒に体の外へ**出ていきます。

## ▼▼亜鉛の摂り方ポイント▼▼

亜鉛は吸収率があまり高くなく、一緒に食べるものによっても吸収率が増減します。**クエン酸、ビタミンCと一緒に摂る**と、キレート作用というはたらきによって亜鉛の吸収を助けてくれます。**動物性タンパク質と同時に摂る**のも効果的です。

**亜鉛不足・過剰の症状**

| 不足 | 過剰 |
|---|---|
| 味覚異常、唾液の減少、肌荒れ・シミ・炎症性の皮膚炎、割れ爪、抜け毛・切れ毛・薄毛、免疫力低下、イライラ・落ち込み、集中力低下、眼精疲労・夜盲症・視力低下、生理不順、不妊症、立ちくらみ、貧血 | 吐き気・嘔吐、頭痛、胃痛、倦怠感、神経障害、腎臓障害、鉄欠乏（脱毛・貧血など）、銅欠乏（貧血・神経障害など） |

## 【亜鉛】1日の推奨摂取量目安：
## 成人男性 10mg　/　成人女性 8mg

| 多く含まれる食品 | 目安量 | 含有量（mg） |
|---|---|---|
| 牡蠣（生） | 1個15g | 2.0 |
| たらばがに（ゆで） | 足1本250g | 10.5 |
| しゃこ（ゆで） | 1尾30g | 1.0 |
| するめ（加工品） | 1枚110g | 5.9 |
| 干しエビ | 大さじ1杯8g | 0.3 |
| たらこ（生） | 1腹60g | 1.9 |
| 和牛肉（もも・赤肉） | 50g | 2.3 |
| コンビーフ缶 | 1缶100g | 4.1 |
| パルメザンチーズ | 大さじ1杯6g | 0.4 |
| いりごま | 大さじ1杯6g | 0.4 |
| アーモンド | 10粒14g | 0.8 |
| カシューナッツ | 10粒15g | 0.7 |
| 小麦胚芽 | 大さじ1杯8g | 1.3 |
| ピュアココア | 大さじ1杯6g | 0.4 |
| 卵黄 | 1個20g | 0.8 |

他にも、ほや、ふかひれ、からすみ、にぼし、レバー、のり、きな粉、うなぎ、納豆、そば、大豆、緑茶　などにも多い

POINT
- ●塩分の高い食品はとりすぎに注意。
- ●クエン酸・ビタミンCと摂ると吸収率UP！
- ●インスタント食品、食品添加物、アルコールなどは吸収を妨げる。

# 鉄

## 貧血を防ぎ、活力ある毎日に欠かせない

血液中のヘモグロビンを作って**全身に酸素を届ける鉄**。このはたらきが正常に行なわれないと体が酸素不足になり、疲れやすくなったり、頭痛やめまいなど、いわゆる貧血の症状が出ます。血液検査でヘモグロビンの値が正常でも、**肝臓や骨に貯蔵されている鉄が少なくなって貧血の症状が出る「隠れ貧血」**になっている場合もあるので、女性は特に生理や妊娠時など、不足しやすいタイミングを知っておきましょう。

鉄は貧血予防以外にも肌にハリを与える**コラーゲンの合成や、細**

**機能鉄**（約70%）

主に赤血球のタンパク質「ヘモグロビン」として、血液中に存在する。また、筋肉でもはたらいている。全身に酸素を運ぶ重要な役割がある。

不足すると、血色が悪くなる、疲れやすい、めまい、頭痛、動悸などの症状が現れる。

# 貧血予防だけじゃない、「鉄」の効果



## 貯蔵鉄（約30%）

肝臓や骨髄などに貯えられていて、足りなくなると血液中に出てはたらく。血液中で鉄を貯える「フェリチン」というタンパク質値を測らない一般的な血液検査では、鉄の減り具合が分からないため「隠れ貧血」に注意したい。

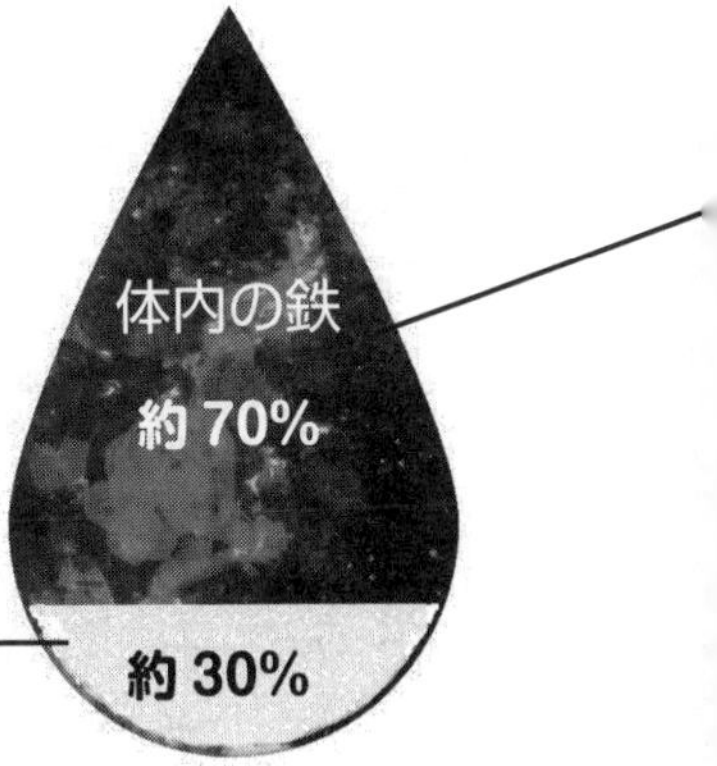


**胞の老化の原因となる活性酸素を除去をする酵素の生成**にも関わっています。**また、セロトニン（146頁）、ドーパミン（152頁）など、精神の安定ややる気に関わるホルモンの分泌**にも鉄が必要であるため、活力ある毎日に欠かせない栄養素といえます。

鉄は**脳など中枢神経の発達**にも関わっているため、幼児期や思春期など成長期に鉄が不足すると**記憶力や学習能力に影響する**こともあります。

## ▼▼鉄の摂り方ポイント▼▼

鉄が不足したり多く必要になるのは、**体の成長期や、血流が増える妊娠時、生理の時、また、消化器の異常があったり、胃を切除している場合や潰瘍《かいよう》によって消化管から出血がある場合**などです。

鉄を充分に補給しているのに貧血のような症状があるという方は、**低血圧の可能性もある**ので、一度病院で診察を受けることをおすすめします。

**鉄不足・過剰の症状**

| | |
|---|---|
| 不足 | めまい・立ちくらみ、頭が重い／痛い、動悸・息切れ、体がだるい、血色が悪い、爪が反り返っている、下瞼をめくると白っぽい、冷え・むくみ、イライラする、手脚がむずむずする、氷など硬いものが食べたくなる |
| 過剰 | 短期的には、下痢や嘔吐、腸の損傷などの胃腸障害、長期的には、肝硬変や糖尿病、心筋症 |

## 【鉄】1日の推奨摂取量目安：
成人男性 7mg / 成人女性 6mg（月経あり 10.5mg）

| 多く含まれる食品 | 目安量 | 含有量（mg） |
|---|---|---|
| 岩のり | 1枚10g | 4.8 |
| 干しひじき（鉄釜） | 大さじ1杯4g | 2.3 |
| 糸引き納豆 | 1パック50g | 1.7 |
| がんもどき | 1個100g | 3.6 |
| 煮干し | 10尾20g | 3.6 |
| 干しエビ | 大さじ1杯8g | 1.2 |
| あゆ（天然・焼き） | 1尾55g | 3.0 |
| 赤貝（生） | 1個100g | 5.0 |
| あさり（生） | 10個 | 1.2 |
| 卵黄 | 1個分20g | 1.2 |
| 豆味噌 | 大さじ1杯 | 1.2 |
| ポップコーン | 1袋70g | 3.0 |
| 黒砂糖 | 大さじ1杯 | 0.4 |
| バジル（粉末） | 小さじ1杯 | 1.2 |
| 鶏レバー（生） | 1個40g | 3.6 |

他にも、湯葉、キクラゲ、しじみ、焼き麩、かつお節、豆乳、おから、抹茶、干しぶどう、プルーン、カレー粉、小松菜　などにも多い

POINT

●一般的に、動物性の食品の方が鉄分が吸収されやすいとされている。

●植物性の食品は、動物性の鉄や、ビタミンCと一緒にとると吸収率がアップ。

## ミネラルは、バランスが命！

必須ミネラルは、多く摂れば効果が高まるというものではなく、他のミネラルや栄養素とのバランスが大切です。

基本的には日々の食事から摂取するのが理想ですが、サプリメントで補う場合は過剰摂取になりやすく弊害も出ますので、表示されている摂取量や医師の指示を守りましょう。

ミネラルには「拮抗作用《きっこうさよう》」といって、一緒に摂ると片方のミネラルの吸収を妨げたり、排出を促したりする関係性があります。

亜鉛－銅－鉄、ナトリウム－カリウム、カルシウム－マグネシウム－リンがその一例です。（例えば、亜鉛のサプリには、銅が不足してしまうことを防ぐため、少量の銅が入っていることがあります。）

食事だけでは補えない場合は、バランスよく配合されたマルチミネラル剤やマルチビタミン剤や、同様のサプリメントを取り入れる方法もあります。

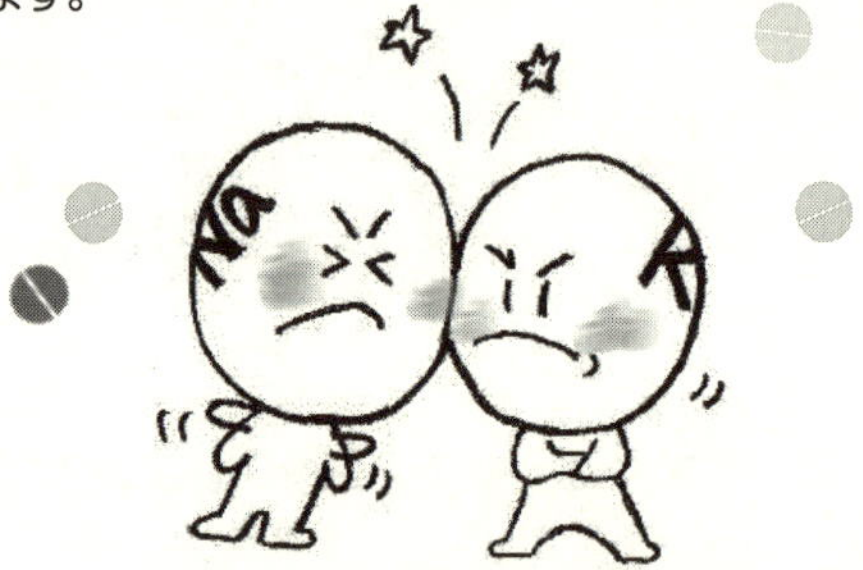

# カルシウム

## 日本人は不足しがち

体内ではカルシウムの99％が歯や骨を構成するのに使われています。**成長期の子供には欠かせません。**

カルシウムは日本人に慢性的に不足している栄養素ですが、厚生労働省の平成27年「国民健康・栄養調査」の結果によると、特に20〜30歳代の女性では、タンパク質、食物繊維、カリウムなどと並び、カルシウムの摂取量が、60歳以上に比べて少ない傾向にあるそうです。また、**50歳以上の女性の3人に1人は骨粗鬆症**と言われ、自分の足で歩ける元気な生活を年を重ねても送れるか懸念されます。

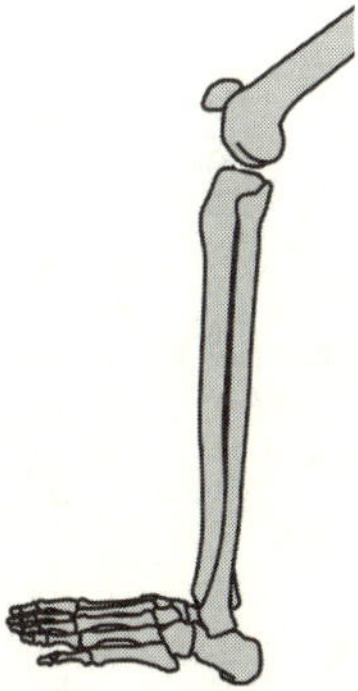

## 50歳以上の女性、1／3が骨粗鬆症！

# カルシウム不足なのに過剰？

## “カルシウム・パラドックス”

体内のカルシウムの残り1％は血液などに存在し、**血液の凝固、筋肉の収縮、脳や神経への情報伝達**など、非常に重要な役割を担っています。この役割を守るため、カルシウム不足になると体は骨に貯えてあるカルシウムを血液中に放出して使います。

しかし**カルシウム不足の状態が続くと、カルシウムが骨から過剰に溶け出し、血管や脳、軟骨や細胞にたまり、高血圧や動脈硬化、アルツハイマー病や、糖尿病**などの一因になります。この現象は、カルシウム・パラドックスと呼ばれています。

また、がんとの関係も指摘されており、カルシウムの摂取が**大腸がんの発生リスクを低下させる**という報告もあります。

また、よく言われる**カルシウムの摂取不足とイライラの直接的な因果関係はじつは見つかっていません。**脳の興奮を抑えるカルシウムのはたらきは、血液中のカルシウム濃度が一定に保たれるしくみによって守られているためです。イライラを抑えたい場合は、セロトニン（152頁）を増やす方法を試すのが近道かも知れません。

## カルシウム・パラドックスのいろいろ

（1）心筋をカルシウム欠乏溶液で処理した後に、カルシウムを含む溶液に移し変えると、心筋細胞中にカルシウムが流入し、心筋が損傷・壊死する不思議な現象。

（2）カルシウムの摂取量が多い国に骨の疾患が多いという現象。骨の材料となっているカルシウムを摂取しているにもかかわらず、骨折や骨粗鬆症が多いという、逆説的なことが起ることからの命名。

（3）カリウムを含む野菜や果物のアルカリ化の効果が少ないとき、カルシウムを損失させ、骨密度を低下させる現象。こうした現象には、動物性タンパクが影響するとも考えられている。

（4）カルシウムをサプリメントから摂取すると心臓病などの冠状動脈疾患リスクが高まる現象。

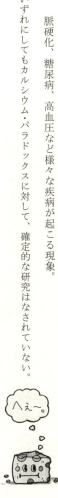

（5）一般論としては、カルシウム摂取量が不足すると、血管等の軟部組織にカルシウムが逆に増え、動脈硬化、糖尿病、高血圧など様々な疾病が起こる現象。

いずれにしてもカルシウム・パラドックスに対して、確定的な研究はなされていない。

## ▼▼カルシウムの摂り方ポイント▼▼

カルシウムを摂るときは、**魚類やキノコ類に多く含まれるビタミンDも同時に摂る**と吸収を助けます。ビタミンDは食品から摂るほかにも、**日光の紫外線を浴びることで体内で合成**されます。また、**しっかり運動して骨に適度な負荷をかける**ことで丈夫な骨が作られます。

**カルシウム不足・過剰症状**

| 不足 | 過剰 |
|---|---|
| 骨粗鬆症、成長不足、骨や歯が弱くなる、動脈硬化・高血圧、結石症、糖尿病、認知症、手足のしびれ・攣《つ》り、関節リウマチ、白内障 | 日本人はカルシウム不足で、普通の食事では摂りすぎることはない |

| 【カルシウム】１日の推奨摂取量目安：成人男性 700 mg / 成人女性 650 mg | | |
|---|---|---|
| 多く含まれる食品 | 目安量 | 含有量（mg） |
| 脱脂粉乳 | 24g | 260 |
| ヨーグルト | １個 80g | 96 |
| 牛乳 | カップ１杯 | 230 |
| パルメザンチーズ | 大さじ２杯 | 160 |
| カマンベールチーズ | 30g | 140 |
| 干しエビ | 大さじ１杯 8g | 570 |
| 煮干し | 10 尾 20g | 440 |
| めざし | ４尾 | 160 |
| しらす干し | 大さじ１杯 | 11 |
| ししゃも（焼き） | ４尾 60g | 220 |
| サバの缶詰（水煮） | １缶 220g | 570 |
| あおさ（素干し） | 35g | 170 |
| 水菜 | 1/6 束 120g | 250 |
| 他にも、ごま、アーモンド、凍り豆腐、切り干し大根、わかめ　などにも多い | | |

POINT

●骨ごと食べられる魚の缶詰や、乳製品が手軽に効率よく摂りやすい。乳製品で摂ると、吸収率もよい。

# マグネシウム

## リラックスや疲労回復に カルシウムの調整役！

マグネシウムは**骨に適度な弾力を与えて丈夫な骨を作ったり、骨や歯にカルシウムが行き届くよう調整し、骨密度を保ったりします。**また、筋肉は細胞にカルシウムが入ることで収縮し、出ることで弛緩《しかん》するしくみがありますが、このカルシウムを外に出す、つまり**筋肉を弛緩させる**のはマグネシウムの仕事です。

精製されていない穀類や野菜などに多く含まれ、日本では食が欧米化してきたことで摂取量が少なくなってきていると言われています。

マグネシウム不足は、心筋という筋肉で動いてい

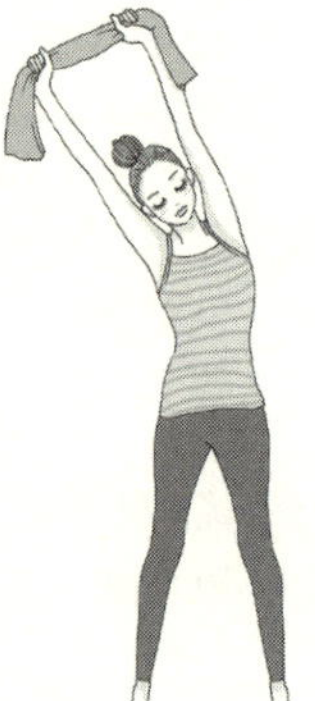

る心臓の病気のリスクも高めます。筋肉の弛緩ができないと、運動時などに**足の攣《つ》り**を起こしたり、気管支が締まった状態になることによる**喘息《ぜんそく》**、子宮筋が弛緩できないことによる**生理痛、緊張性の頭痛**などにも繋がります。

## リラックス、疲労回復、記憶の維持の鍵

マグネシウムは300種類以上の酵素のはたらきを助け、代謝に関連していることから、不足すると**疲れやすく**なります。またマグネシウムの摂取が、**深い睡眠やコルチゾール**（※）の低下に関連があるという報告もあります。神経の興奮を抑えるはたらきもしているので、リラックスや疲労回復に欠かせません。さらに、マグネシウムは**記憶の維持に関わっていることや、ADHD（注意欠陥・多動性障害）の傾向が改善する**ことが確認されています。

※コルチゾール…ストレスを受けると副腎皮質から分泌されるホルモンで、覚醒を促すなどの作用があり、長期にわたり分泌量が多いと血糖値上昇や血流悪化の原因になる。

ミネラル

## ▼▼マグネシウムの摂り方ポイント▼▼

本来は様々な食品に含まれていますが、現代では**食の欧米化や精製加工食品の普及で不足する傾向**にあります。また、ストレスが体内のマグネシウム減少に繋がることも、現代人が不足しがちな理由と言えるでしょう。

**マグネシウム不足・過剰症状**

| 不足 | 過剰 |
|---|---|
| 体の震え・筋肉の痙攣《けいれん》、不安感・錯乱、記憶力など脳活動の低下、慢性疲労、頭痛、不整脈、無月経・生理痛、不眠、食欲低下、長期的には、脳卒中、高血圧、心臓病なども | 吐き気、下痢、高マグネシウム血症 など |

**【マグネシウム】１日の推奨摂取量目安：**
**成人男性 340mg　/　成人女性 270mg**

| 多く含まれる食品 | 目安量 | 含有量（mg） |
|---|---|---|
| あおさ | 5g | 160 |
| 焼きのり | 1/8 枚 | 12 |
| 生わかめ | 30g | 33 |
| いり大豆（黄大豆） | 1 枡 50g | 120 |
| 木綿豆腐 | 1/2 丁 150g | 200 |
| 絹ごし豆腐 | 1/2 丁 150g | 83 |
| 糸引き納豆 | 1 パック 50g | 50 |
| ひきわり納豆 | 1 パック 50g | 44 |
| きな粉 | 大さじ 1 杯 7g | 18 |
| するめ | 1 枚 110mg | 190 |
| なまこ（生） | 1 本 200g | 320 |
| かぼちゃの種 | 10 粒 | 21 |
| アーモンド（いり） | 10 粒 | 37 |
| カシューナッツ（フライ） | 10 粒 | 36 |
| ピスタチオ | 10 粒 | 18 |

他にも、がんもどき、ごま、干しエビ、抹茶、
精製されていない穀類　などにも多い

POINT
●海藻類、豆類、緑黄色野菜に多く含まれる。
●豆腐は絹ごしより木綿が◎。

# カリウム

### むくみや高血圧を予防

## 万病の元、高血圧予防や骨の健康に必須！

カリウムは細胞内に多く存在し、摂りすぎた塩分（ナトリウム）を、汗や尿で体外に排出して**体内のナトリウムの量を調整**します。カリウムが不足すると、この調節が上手くいかず、**高血圧を招くことで脳卒中をはじめ、様々な生活習慣病の元**になります。日本人はナトリウムの摂取が慢性的に過剰であると言われているため、減塩と同時にカリウムを不足しないように摂ることも大切です。

また、カリウムは筋肉の収縮に関わっているため、不足すると**足が攣《つ》ったり筋肉疲労が出やすくなったりします**。自分の意志で動かせない心臓などの内臓筋の収縮にも関わりがあり、不足すると心疾患のリスクが高まります。腸の筋力が弱まれば排便にも支障が出ます。排尿促進の作用もあるので、不足すると排尿困難症になることもあります。

さらに、カルシウムとバランスをとりながら骨の生成を促すのも重要な役割で、**骨密度を上げて骨粗鬆症を防ぐ**のに役立ちます。

塩分を摂りすぎたり、**夏場や激しい運動後など汗を大量にかいたりするとき**にはカリウムの欠乏に注意が必要です。**下痢や嘔吐が続いた場合や、利尿薬を服用している場合**にもカリウムが多く体外へ排出されます。他にも一人暮らしのお年寄り、無理なダイエットをしている人、食事をとらずにお酒ばかり飲む人などは不足に要注意です。

腎臓機能に異常のある人は、カリウムの排出が通常より増えたり、逆に排出されにくくなる場合があるので、摂取については医師の指示に従ってください。

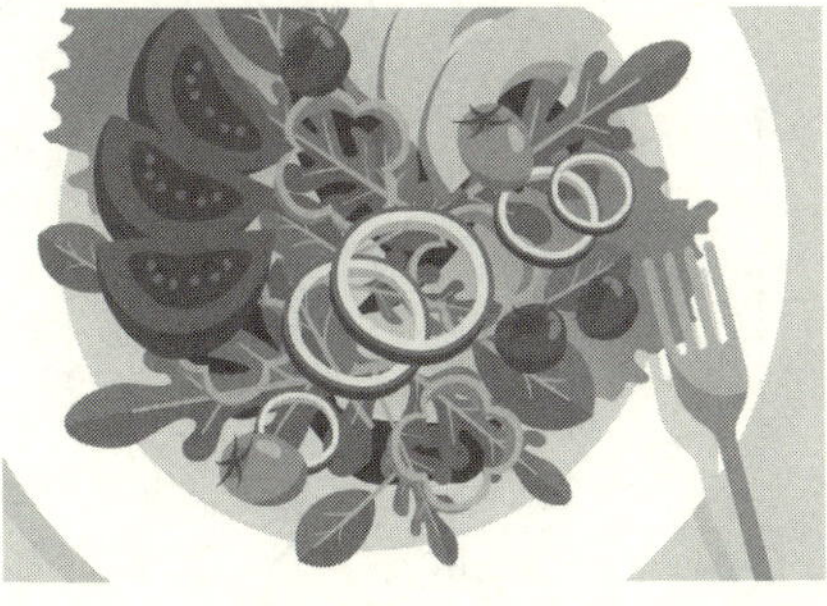

ミネラル

## ▼▼カリウムの摂り方ポイント▼▼

カリウムは、**水に溶けやすい**性質があり、長時間水に浸けていると溶け出してしまいます。また、加工や精製の過程で含有量が減ってしまいます。**生鮮食品を生で食べたり、火を通す場合は煮汁も飲めるようにして摂る**のがおすすめです。

**カリウムの不足・過剰の症状**

| 不足 | 過剰 |
| --- | --- |
| 疲労感、足が攣《つ》る、高血圧・貧血、便秘・頻尿、むくみ、不整脈、脚がむずむずする | 吐き気、脱力感、手足や唇のしびれ、血圧低下、不整脈、高カリウム血症（主に腎機能が弱っている人・サプリで摂る場合） |

## 【カリウム】1日の目標摂取量：
## 成人男性 3,000mg/ 成人女性 2,600mg

| 多く含まれる食品 | 目安量 | 含有量 (mg) |
|---|---|---|
| ほうれん草（ゆで） | 1わ210g | 1,000 |
| たけのこ（ゆで） | 1/2本180g | 850 |
| 日本かぼちゃ（ゆで） | 135g | 650 |
| ケール（生） | 1枚200g | 840 |
| 芽キャベツ（ゆで） | 5個20g | 100 |
| サニーレタス | 3枚60g | 250 |
| ふきのとう（ゆで） | 3個42g | 180 |
| さわら（焼き） | 1切れ65g | 400 |
| かんぱち（生） | 10切れ120g | 590 |
| まあじ（焼き） | 1尾110g | 390 |
| ぶり（焼き） | 1切れ82g | 360 |
| ながいも（生） | 50 g | 220 |
| さつまいも（焼き） | 1本200g | 1,100 |
| さといも（水煮） | 2個100g | 560 |
| アボカド（生） | 1個230g | 1,700 |
| バナナ（生） | 1本150g | 540 |

他にも、アスパラ、トマト、水菜、なす、ヒラメ、鯛、切り干し大根、ジャガイモ、大豆、にんにく　などにも多い

POINT

- 野菜や果物、海藻や豆類のほか、いも類にも多い。
- アボカドやバナナは手軽でカリウム豊富！

# ナトリウム

## 生命維持に必須！ でも摂りすぎ注意

ナトリウムは主に細胞の外側に存在し、**血圧の調整、体のpHの調整、筋肉の収縮、栄養素の吸収や輸送、神経の情報伝達**を行なっており、摂りすぎれば**高血圧**の原因となります。ナトリウムは主に食塩として摂取され、「ナトリウム（mg）×2・54÷1000＝食塩相当量（g）」と計算されます。

通常の食事で不足することはまずありませんが、大量に汗をかいたとき、嘔吐や下痢をしたときはナトリウムが多く消費されてしまうので意識して摂るようにしましょう。特に**夏場など、水分と一緒にナトリウムを摂らないと、むくみ、激しい疲労感、頭痛などの症状**を引き起こすことがあります。

## 減塩だけでなく、他のミネラル摂取も

ナトリウムは日本では摂取が過剰と言われていますが、その理由のひとつに塩の精製方法の変化があります。

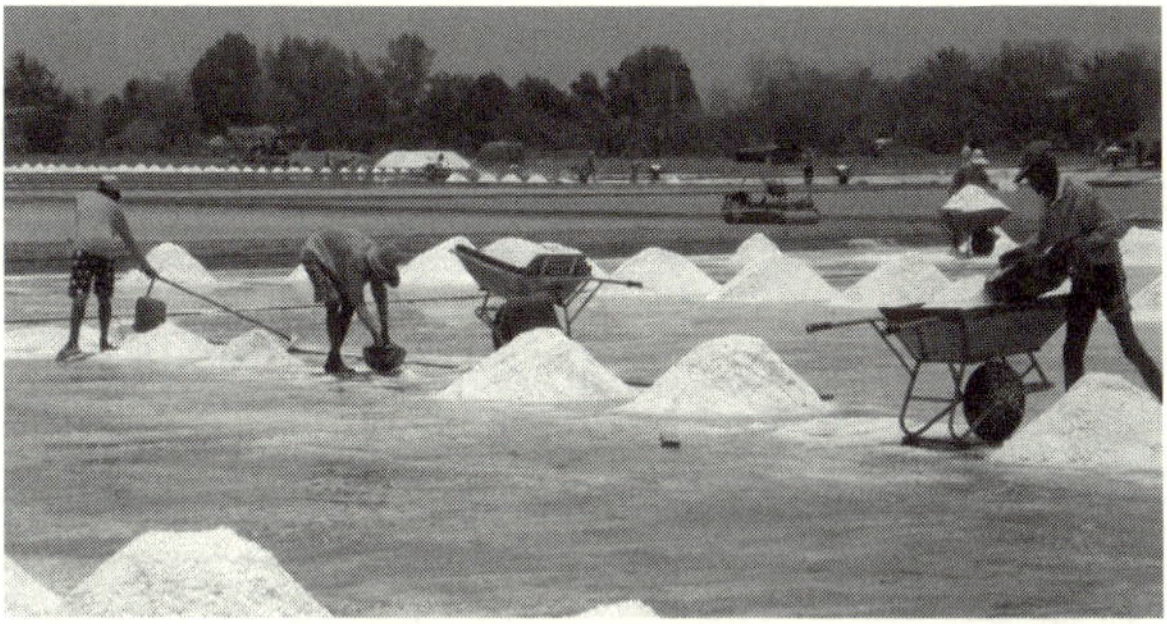

塩天日干しを行なう塩田の風景

大量生産のために70年代に始まった**イオン交換膜式という方法で精製された塩は、ナトリウム以外のミネラルのほとんどが取り除かれています。**塩化ナトリウム99％以上と表示されていたり、成分表にマグネシウムやカリウムが含まれていなければ、天日で干した天然塩ではなく精製塩の可能性が高いでしょう。

高血圧を防ぐには、**余分なナトリウムを排出するカリウムや血圧調整に関わるカルシウムやマグネシウムを摂ることも大切**です。ナトリウムが高血圧に影響するかどうかには個人差があり、塩分摂取と高血圧は関係ないとする説もありますが、**親族に高血圧の人がいる方や、既に高血圧の方、中高年の方、肥満気味の方はやはり塩分控えめを意識した方がよい**でしょう。

## ▼▼ナトリウムの摂り方ポイント▼▼

夏場や運動時に汗を多くかいたときは水分だけでなく塩分も摂りましょう。外食やお総菜、インスタント食品の利用頻度が高いと塩分過剰になりやすいので要注意。

**ナトリウム 不足・過剰の症状**

**不足**
低血圧、立ちくらみ、疲労感、筋力低下、脱水症状（頭痛・吐き気）

**過剰**
のどの渇き、高血圧、むくみ など

**【ナトリウム】**
**1日の目標摂取量：**

成人男性 8g 未満
成人女性 7g 未満

**多く含まれる食品**

食塩
梅干し
味噌
カップ麺
しらす干し
など、塩分の多い食品

POINT

過剰に摂らないために…

- 必要以上に塩分の多い味付けは控える。
- 「減塩」の商品を活用。
- 味の濃い外食やお総菜などをなるべく控える。
- 麺類の汁を飲み干さない。
- スパイスなどで香り付けをすると濃い味でなくてもおいしくなる。

〈コラム　栄養価の高い食品①〉

## “世界一栄養価の高い果物”

## アボカド

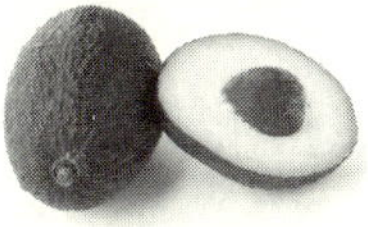



### 栄養・効果

▶ビタミンＥやカリウムをはじめ、ビタミン類、ミネラル類がとにかく豊富。**アンチエイジングや美肌、冷えやむくみの改善から、がんや動脈硬化、高血圧や心臓病の予防**に有効。

▶アボカドの１/５を占める油分は不飽和脂肪酸なので、**悪玉コレステロールを減らし、血液サラサラ**効果も。

▶ビタミンＥやＢ６､葉酸などがホルモンバランスを整え、ビタミンＢ２で代謝もアップ。

▶食物繊維が豊富なので**便秘の予防・改善**に。

### 選び方

なるべくヘタが付いているものを選びましょう。**全体に黒っぽく、触って少し柔らかいくらいが食べ頃**です。緑っぽいものは常温で追熟するとよいでしょう。

### 注意点

１個当たり約 **220 キロカロリー**と高カロリーなので、食べ過ぎには注意。

# 銅

## 亜鉛や鉄とバランスをとる

銅は、レバーや魚介類、豆類、ナッツ、カカオなどに多く含まれていますが、通常の食事で不足や過剰になることはまずありません。

鉄の吸収をよくして、鉄のヘモグロビン生成を助けるはたらきがあるため、**不足すると貧血の原因に**なることもあります。亜鉛のサプリメントなどを多く摂ると銅が不足しやすくなるので、同時に摂るようにするとよいでしょう。銅は亜鉛のサプリメントに微量に添加されていることもあります。

また、抗酸化作用のあるＳＯＤ（スーパー・オキサイド・ディスムターゼ）という酵素の材料となります。その他にも銅は**コレステロールをコントロール**したり、肌の潤いを保つコラーゲンやハリを保つエラスチンの材料になる、肌細胞を守るメラニンの形成などの役割があります。

## 【銅】１日の推奨摂取量目安：成人男性 1mg / 成人女性 0.8mg

| 多く含まれる食品 | 目安量 | 含有量（mg） |
|---|---|---|
| ほたるいか（ゆで） | ５杯 25g | 0.74 |
| わたりがに | １杯 200g | 0.77 |
| 干しエビ | 大さじ１杯８g | 0.41 |
| しゃこ | １個 30g | 1.03 |
| 牡蠣（生） | １個 60g | 0.13 |
| いいだこ | １杯 60g | 1.78 |
| 牛レバー | 40g | 2.12 |
| ごま | 大さじ１杯６g | 0.1 |
| カシューナッツ | 10 粒 15g | 0.28 |
| ヒマワリの種 | 大さじ１杯９g | 0.16 |
| きなこ | 大さじ１杯６g | 0.07 |
| ココア | 大さじ１杯６g | 0.23 |
| 糸引き納豆 | １パック 50g | 0.3 |

他にも、湯葉、ブラジルナッツ、フォアグラ、さざえ　などにも多い

POINT
- 通常の食事で摂りすぎることはない。
- 亜鉛とのバランスが大事。

# リン

## 食品添加物から多く摂っている

骨や歯の材料となり、カルシウムの次に多く体内に存在するリン。**食品添加物としても使われていて、「リン酸塩」や「ポリリン酸」**と表示されています。食品のpHを調節したり、酸味を加えたり、保存性を高めたり、触感をよくしたりするために使われており、日々の生活では不足よりも摂りすぎが問題となります。

リンを摂りすぎるとカルシウムとのバランスが崩れて**骨粗鬆症や骨の成長不全の原因に**なったり、腎機能の低下、副甲状腺機能の亢進症《こうしんしょう》などに繋がったりする恐れがあります。

リンの過剰摂取による弊害を避けるにはインスタント食品や清涼飲料水を摂りすぎないようにするほか、**カルシウムをしっかり摂る**ことも大切です。

## 【リン】１日の推奨摂取量目安：
## 成人男性 1,000mg / 成人女性 800mg
## 耐容上限量（男女とも）3,000mg

| 多く含まれる食品 | 目安量 | 含有量(mg) |
|---|---|---|
| スルメ | 1枚110g | 1,200 |
| しらす干し(半乾燥) | 大さじ1杯5g | 130 |
| からすみ | 1腹140g | 740 |
| イセエビ | 1尾200g | 200 |
| たらこ（焼き） | 1腹60g | 280 |
| プロセスチーズ | スライス1枚20 g | 150 |
| ビーフジャーキー | 50g | 210 |
| 卵黄 | 1個分18g | 100 |
| ごま | 大さじ1杯6g | 34 |
| 焼きのり | 小10枚3g | 21 |
| 牛レバー | 40g | 130 |
| ロースハム | 薄1枚20g | 68 |

他にも、車エビ、岩のり、大豆、脱脂粉乳、干ししいたけ、カシューナッツ、ブラジルナッツ、ひまわりの種　などにも多い

POINT

●動物性食品の方が効率よく摂れる。

●「リン酸塩」や「ポリリン酸」として食品添加物に多く含まれているので、摂りすぎには注意。

# ヨウ素

## 甲状腺ホルモンを作る

甲状腺ホルモンを構成する成分で、7～8割が甲状腺に存在します。**海藻類や魚介類に多く含まれており、不足すると甲状腺機能の低下や、胎児では脳や神経の障害を引き起こす**ことがあります。日本では多くの諸外国とは逆に不足することはまずなく、むしろ**慢性的な摂りすぎに注意**が必要な栄養素です。摂りすぎると、ヨウ素が甲状腺に蓄積され、やはり甲状腺機能が低下します。

原発事故などで放射性物質を浴びるとそれが甲状腺にたまり、がんの原因になります。放射線を浴びる24時間前にヨウ素を多く摂取（成人で1回１００㎎ほど）すると放射性物質が甲状腺に取り込まれるのを防げるとされています。ヨウ素剤がなければ、昆布のだしを多く摂ったりサプリメントで補うのも効果があるとされています。

## 【ヨウ素】１日の推奨摂取量目安：
## 成人（男女とも）130μg
## 耐容上限量（男女とも）3,000μg

| 多く含まれる食品 | 100g 当たり含有量（μg） |
|---|---|
| まこんぶ | 200,000 |
| 干しひじき | 45,000 |
| あおのり | 2,700 |
| 焼きのり | 2,100 |
| 生わかめ | 1,600 |
| めかぶ | 390 |
| ところてん | 240 |
| まだら（生） | 350 |
| あわび（生） | 180 |
| たらこ | 130 |
| 卵黄 | 50 |

POINT

●昆布とひじきに群を抜いて多く含まれる。
●日本においては不足を心配する必要はない。
●アイソトープ（放射線ヨウ素）検査・治療をするなどのときには制限する必要がある場合も。

# セレン

## 抗酸化作用で老化やがんを予防

抗酸化作用のある「グルタチオン・ペルオキシダーゼ」という酵素として**老化防止やがん予防のほか、生殖機能の活性化、女性ホルモンのバランスを整える**効果があります。

セレンは吸収率が高く、不足することは少ないミネラルです。土壌に含まれるセレンが少ない国や、完全静脈栄養の患者さん、アレルゲン除去ミルクを飲んでいる場合に不足の症状が報告されています。不足すると筋肉痛、不整脈、動脈硬化、甲状腺機能の低下、がんの誘発などに繋がります。

通常は摂りすぎることが多く、慢性的になると**脱毛や爪の変形、疲労感、神経障害、胃腸障害**、急性では心筋梗塞や腎不全などになることもあるので、サプリメントなどでの摂りすぎには注意が必要です。

## 【セレン】１日の推奨摂取量目安：
## 成人男性 30μg / 成人女性 25μg

| 多く含まれる食品 | 100g 当たり含有量（μg） |
|---|---|
| かつお（秋獲り・生） | 100 |
| アンコウ肝 | 200 |
| クロマグロ（赤身・生） | 110 |
| まがれい（生） | 110 |
| たらこ（生） | 130 |
| ずわいがに（生） | 97 |
| まあじ（皮付き・焼） | 78 |
| あまだい（生） | 75 |
| 豚レバー（生） | 67 |
| 鶏レバー（生） | 60 |
| 卵黄（生） | 52 |
| 強力粉（２等） | 49 |
| カマンベールチーズ | 14 |

魚介類、レバー、穀類、肉類、乳製品などに多い

POINT

●日本の土壌にはセレンが豊富なので、通常の食事で不足することはない。

# マンガン

## 発育や性機能に欠かせない

骨を強くしたり、腱《けん》や靭帯《じんたい》の形成やエネルギー代謝に関わるなど、**発育に欠かせない役割**があります。**脂肪の代謝や性機能**にも関わります。抗酸化物質のＳＯＤ（スーパー・オキサイド・ディスムターゼ）の構成成分でもあります。

マンガンは通常の食事で不足することはありません。植物性の食品に多く含まれているので、厳格な菜食主義の場合は過剰になることがあります。また、マンガン鉱山や溶接作業など、一部の特殊な環境で長時間過ごした場合、マンガンを過剰に吸い込むことで、パーキンソン病に似た中枢神経の障害といった症状が報告されています。

**鉄を多く摂ると吸収が抑制**されるため、バランスに注意しましょう。

**【マンガン】1日の摂取量目安：**
**成人男性 4.0mg/ 成人女性 3.5mg**
**耐容上限量（男女とも）11mg**

| 多く含まれる食品 | 100g 当たり含有量(mg) |
|---|---|
| くるみ（いり） | 3.44 |
| アーモンド（いり・無塩） | 2.46 |
| しょうが | 5.01 |
| あおのり | 13 |
| 玉露（抽出液） | 4.6 |
| 干しエビ | 3.93 |
| しじみ（水煮） | 7.3 |
| 凍り豆腐（乾） | 4.32 |
| 栗（ゆで） | 1.07 |
| 玄米 | 1.04 |
| ごま | 2.52 |
| モロヘイヤ（ゆで） | 1.02 |

穀類や種実類に多く含まれる

POINT
●通常の食事で過不足することはない。

# モリブデン

## プリン体を分解し、有害物質を解毒

モリブデンは主に腎臓や肝臓に存在し、**プリン体を分解して尿酸に変え、体外に排出する**のに必要な「キサンチンオキシダーゼ」という酵素に必須の成分です。このプリン体の代謝がうまくいかないと、血中に尿酸が増え、痛風になります。またモリブデンは、**アセトアルデヒドや亜硫酸といった成分の解毒**にも関わっています。土壌などにモリブデンが少ない地域では、食道がんの発生率が高いという報告もあります。その他、鉄のはたらきを促す作用もあります。

通常の食事で不足することはなく、過剰に摂取されてもすぐに排出されるため、過剰や不足による心配はまずありません。

## 【モリブデン】1日の推奨摂取量目安：
## 成人（男女とも）25μg
## 耐容上限量：男性550/ 女性450μg

| 多く含まれる食品 | 100g当たり含有量（μg） |
|---|---|
| 糸引き納豆 | 290 |
| ゆば（生） | 100 |
| えんどうまめ | 63 |
| がんもどき | 60 |
| 豆乳 | 54 |
| おから | 45 |
| 木綿豆腐 | 41 |
| もち | 56 |
| 玄米 | 34 |
| ピーナッツ | 88 |
| 豚レバー（生） | 120 |
| 焼きのり | 220 |

豆類や穀類、レバーに多く含まれる

POINT

●通常の食事で過不足することはない。

# クロム

## 糖や脂肪の代謝に関わる

クロムは糖の代謝と深く関わっており、**血糖値をコントロールするインスリンを活性化**するのに必要なため、不足すると糖尿病のリスクが高まります。また、脂肪の代謝を促すはたらきもあり、**動脈硬化や高血圧の予防**にも役立つと言われています。

通常の食事で不足することはありませんが、クロムを含まない完全静脈栄養などの場合、不足することがあります。過剰に摂ると、頭痛や吐き気、下痢、睡眠障害などが起こります。

公害の原因で有害物質として知られるのは人工の六価クロムで、自然界に存在し、私たちが食品から摂るのは三価クロムという物質です。

## 【クロム】1日の摂取量目安：成人（男女とも）10μg

| 多く含まれる食品 | 100g当たり含有量（μg） |
|---|---|
| あおのり | 39 |
| 干しひじき | 17 |
| まこんぶ | 12 |
| 黒砂糖 | 13 |
| アーモンド（フライ） | 9 |
| あずき（乾） | 1 |
| サバ（水煮・焼き） | 6 |
| 牡蠣（生） | 4 |
| サザエ（生） | 6 |
| うなぎ（蒲焼き） | 2 |
| そば（ゆで） | 2 |

他にも、バジル（粉末）、ビール酵母、玄米、レバー、海老、あさり、穴子、豆類、キノコ類、海藻類、黒コショウ　などに多い

POINT

●ビタミンCと摂ると吸収率がアップ。野菜のアクなどに含まれるシュウ酸や、米ぬかなどに含まれるフィチン酸は吸収を阻害する。

●亜鉛を含む食品と摂るとインスリンのはたらきをさらに促進。

# コバルト

## ビタミンB12を構成する

ビタミンB12の構成成分なので、**ビタミンB12を摂ることで摂取できます。**ビタミンB12として神経の安定や貧血の予防に役立ちます。また、不足すると体内の葉酸も減ることが知られています。

コバルトのはたらきはビタミンB12のはたらきに準じます。

# 硫黄

## 皮膚や髪を健康に保つ

硫黄《いおう》は体内で、「システイン」や「メチオニン」などのアミノ酸や、ビタミンB1などとして存在しています。はたらきとしては、**風邪や疲労、成長障害の予防や活性酸素の除去、解毒作用、ホルモンの合成**などがあります。また、タンパク質のはたらきにも関わり、**健康な毛髪や皮膚、爪を作る**など、美容にも欠かせません。

普通の食事で不足や過剰になることはありません。卵や牛肉など、タンパク質を充分に摂っていれば大丈夫です。ワサビや大根、玉ねぎなどには「硫黄化合物」として存在していて、強力な抗酸化作用や血液サラサラ効果、血圧の安定、血行改善の効果などが期待できます。

ミネラル

# 塩素

## 胃酸を作り、消化も促進

食塩の主成分は塩化ナトリウムで、これはナトリウムと塩素が結合したものです。

塩素は水に溶けると次亜塩素酸《じあえんそさん》となり殺菌作用があることで知られています。

体内では「塩化物イオン」として存在し、**胃酸の酸性を保ったり、消化酵素のペプシンを活性化**させたりしているため、不足すると食欲減退に繋がります。ほとんどが塩分として摂取されるため、通常不足することはありませんが、夏場など、汗をたくさんかいたときには水分だけでなく塩分も摂るよう注意しましょう。その他、極端な減塩などをしていなければ不足の心配はありません。

体内ではその他にも、血液や体液のpH調節をしたり、肝臓で老廃物の排出を助けたりもしています。

CHAPTER4

# ホルモンが人生を決める

## 読んだら必ず活用したくなるホルモン解説

髪の毛、肌、筋肉、骨から、内臓、血管、性能力まで、老化するもしないもホルモン次第です。イライラ、うつ、やる気など、気持ちの面にも影響大。ホルモンは加齢とともに減少しますが、運動や規則正しい生活でかなり増やすことができます。毎日の積み重ねが、10年後のあなたを決定します。

# 問題…!?

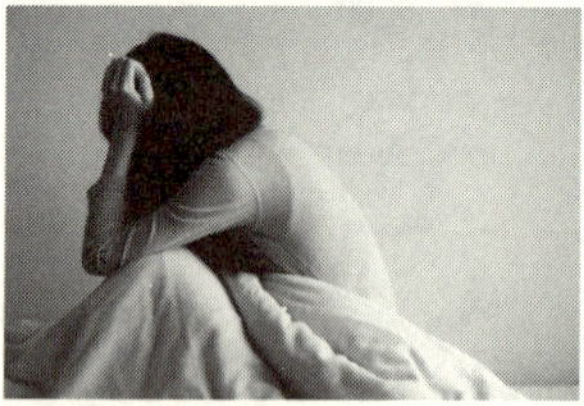

## イライラする、落ち込む…

**➡セロトニン** 太陽の光を浴びると増え、心のバランスを整える。不足すると、キレやすい、やる気ダウン、不安などが起こる。

**➡女性ホルモン** 月経に関連するエストロゲンやプロゲステロンは分泌量が変動するので脳が不安を感じイライラに繋がる。

**➡アドレナリン** 興奮や強いストレスで身体能力を一時的にパワーアップ。やる気も上がるが、いつも出ていると心が疲れ不安定に。

## ダイエットに成功しない…

**➡成長ホルモン** 寝ている間に体内の糖や脂肪を分解するが、睡眠不足だと分泌が低下。食事の量を減らしても寝不足では結果は△。

**➡コルチゾール** いやいや運動や食事制限をすると分泌され、体をストレスから守るために脂肪をため込み筋肉も分解。

**➡インスリン** 食べるたびに血糖値を下げようとするが同時に余分な栄養をため込む。糖質の高い菓子の間食でインスリンは急上昇。

**➡レプチン・グレリン** 夜遅く食べると食欲をコントロールするレプチンと食欲を促すグレリンのはたらきが狂い、食欲暴走。

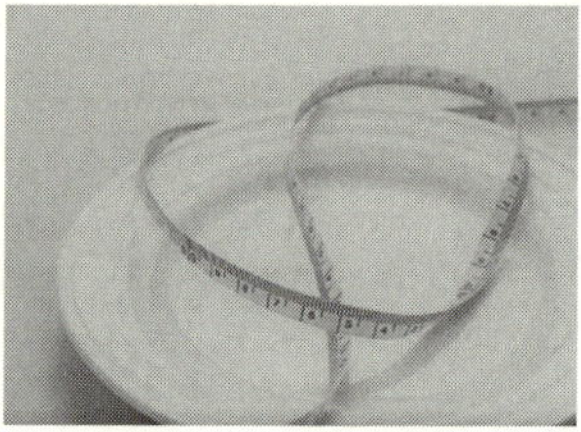

## これは、ホルモンの

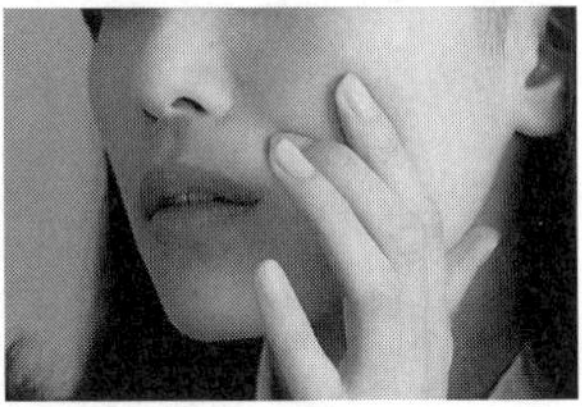

### 心臓機能の低下…

**➡成長ホルモン**　減少すると心臓の機能が徐々に低下していき、心筋梗塞の前段階である動脈硬化が進む。

**➡エストロゲン**　血管をしなやかに保ち、悪玉コレステロールを減らす作用がある。減少すると動脈硬化などの原因にも。

**➡テストステロン**　テストステロン性心血管病の発症増加と関連。減少すると、肥満や動脈硬化などに繋がる。

### 免疫力が衰える…

**➡メラトニン**　夜暗くなると分泌、活性酸素を取り除き免疫力UP。足りないと免疫力が落ち、老化が進む。

**➡DHEA**　男性・女性ホルモンの前駆体。代謝UP、免疫力UP、腫瘍予防など、様々なはたらき。減るとその逆。

### 肌のたるみ、しわ、しみ…

**➡エストロゲン**　減少すると肌の弾力を保つコラーゲン繊維などが変性、皮脂分泌も減少し肌の乾燥、たるみやしわが進行。
また、骨密度が低下し、顔の骨も痩せる。顔を覆う皮膚が余ってたるみ、老け顔に。偏食や運動不足で20～30代でも「骨粗鬆症予備軍」に。

**➡成長ホルモン**　減少すると新陳代謝が滞り、肌のダメージやメラニン色素が蓄積し、肌荒れ、しみ、しわに。

ホルモン

# 「ホルモン」って何？

## 1．細胞にメッセージを送り、体のはたらきを調節する

ホルモンは、体内で合成され、体をスムーズに機能させる**「情報伝達」物質（メッセンジャー）**です。脳の視床下部や下垂体、甲状腺、副腎、膵臓、卵巣・精巣などから分泌され、血液を通って体内を循環、目的の細胞に到着するとメッセージを伝えます。循環せず、作られた臓器そのものや、すぐ隣の細胞にはたらきかけるものもあります。メッセージを受け取った細胞は、そのメッセージに従って反応します。

ホルモンは、タンパク質を構成するアミノ酸から作られるものと、脂質の一種のコレステロールから作られるものがあります。アミノ酸系ホルモンは変化を感じ取るとすぐに反応します。「やる気ホルモン」ドーパミンなどが含まれます。コレステロール系はゆっくり反応する傾向があり、「女性ホルモン」のエストロゲンなどが該当します。

## ホルモンのはたらき たとえば…

人が何らかのストレスを受けると、左右の腎臓の上にある副腎から**コルチゾール**が分泌され、「ストレスが来た、対応せよ！」というメッセージを発信。すると、それが交感神経を刺激し、**心臓が活発になり脈拍や血圧が上昇（運動機能が高まる）、脳が覚醒するのでストレスに対処できる**ようになります。

つまり、ストレスから体を守ってくれる役割。

でも、あまりにもストレスが強いと効きません。

コルチゾールが増えすぎると、集中力や食欲が落ちたり、筋肉の分解、低体温などを引き起こします。

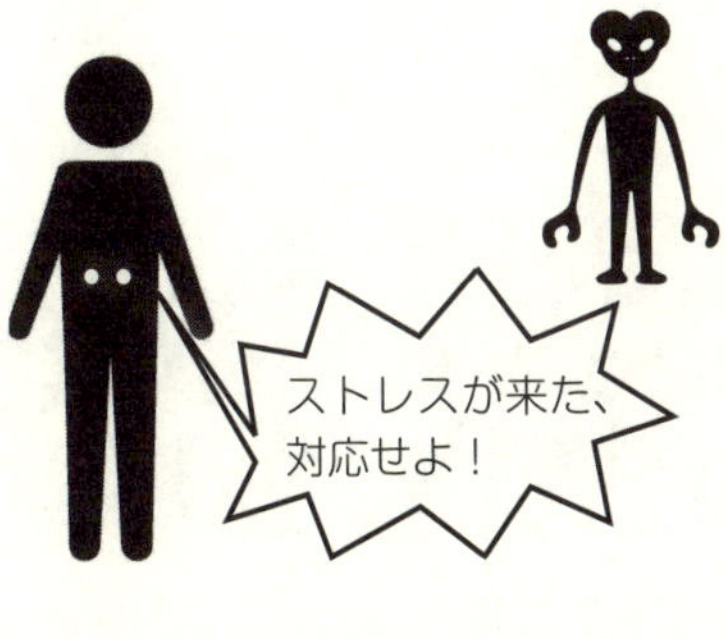

## ホルモンのはたらき たとえば…

食後、血液中のブドウ糖（血糖）が増えると膵臓のβ《ベータ》細胞がこれを感知して即座に**インスリン**を分泌。血液中に放たれたインスリンは、**筋肉や臓器が血糖を取り込むための「ドアの鍵」**となり、取り込まれた血糖はエネルギーとして利用されます。

同時に、インスリンは**余分なブドウ糖を脂肪に変化させて体内に貯蔵**するので、エネルギーを消費せずに食べすぎると太っていきます。

食べすぎや運動不足が続くとインスリンの分泌量が減ったり、細胞がインスリンに反応しづらくなります。すると血糖は取り入れられず血糖値が上がり、**糖尿病**を引き起こします。

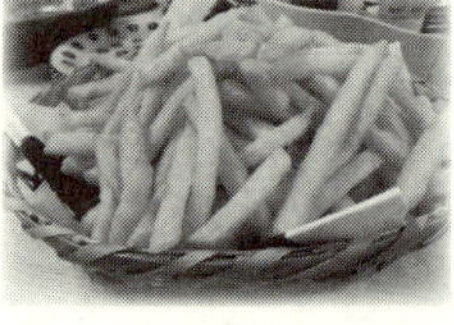

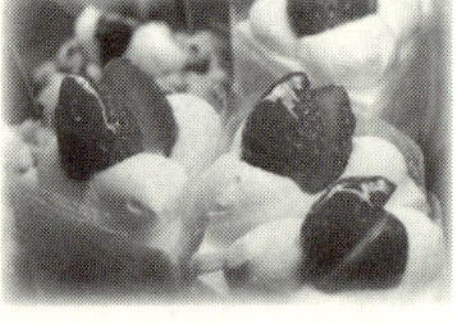

## 2．30代から減少、老化へ

ホルモンは睡眠、覚醒、成長、代謝、修復、生殖、集中力、やる気など、ありとあらゆる人間の心身のはたらきをコントロールします。外部からの影響や体内の変化に対処できるように心と体を仕向け、生命を維持するのです。

しかし、**ホルモンの多くが30代から減り始め、40代以降は急減。**ホルモンが減ると、太りやすい、疲れやすい、眠れないなど、様々な症状が現れてきます。**若くても、乱れた生活習慣でホルモンバランスは崩れていきます。**

◎ホルモンを正常に分泌させることが美と健康の秘訣。
ホルモンは年齢を重ねても、生活習慣次第でかなり増やせます。

## え、そうなの？ ホルモン編

アメリカ大統領選挙（2008年）で、共和党のマケイン氏の敗北が決まったとき、マケイン支持者の男性ホルモン（テストステロン）は著しく低下していました。反対に、勝利したオバマ氏の支持者のテストステロンは上昇。**競争に勝つとテストステロンは上昇し、負けると低下。**やっぱり男の本能は「勝負」！　ちなみにテストステロンの多い人は薬指が長いそう。

愛情に関係するオキシトシン。母親と赤ちゃんが触れ合うとき双方から分泌されます。父親は、テストステロンが高いと分泌されにくいけれど、**抱っこしたり一緒に遊んだり、1日4時間以上接しているとオキシトシンが出る**よう。

ドーピングとして禁止薬剤にリストアップされている成長ホルモン。アスリートに8週間、成長ホルモンを投与したところ、短距離走の**パフォーマンスが3・9％増加。**これは100メートル走では0・4秒に相当。**メダルを争うには充分な差**です。内在する成長ホルモンと区別が困難なのでよく使われるとか。もちろん、資格はく奪の大問題。

健康保険が使える**ホルモン補充療法**は次の3つ。①女性更年期のホルモン補充療法、②重症型成人成長ホルモン欠損症に対する成長ホルモン補充療法、③男子性腺機能低下症に対するテストステロンあるいはヒト絨毛性ゴナドトロピン療法。それ以外は研究医療や自己責任になります。

# 押さえておきたい重要ホルモン

ホルモンは１００種類以上ありますが、
その中でも特に、アンチエイジングや健康維持を
左右するホルモンをいくつか押さえておけば、
毎日が生き生きしてきます。



◆成長ホルモン　〈代謝ホルモン〉
◆アドレナリン　〈戦闘ホルモン〉
◆ドーパミン　〈やる気ホルモン〉
◆β《ベータ》エンドルフィン　〈脳内麻薬〉
◆オキシトシン　〈愛情ホルモン〉
◆セロトニン　〈幸せホルモン〉
◆メラトニン　〈睡眠ホルモン〉
◆エストロゲン　〈女性ホルモン〉
◆テストステロン　〈男性ホルモン〉
◆ＤＨＥＡ　〈性ホルモンの前駆体〉
◆アディポネクチン　〈長寿ホルモン〉

※厳密には、ドーパミンのように神経間の情報伝達を担う「神経伝達物質」と定義されるものもあるが、ここでは情報伝達の作用をもつ物質も「ホルモン」として扱う。

別名「代謝ホルモン」growth hormone

## 分泌させる方法

### ■アルギニンを摂る

アミノ酸のアルギニンは、成長ホルモンの分泌に必須です。**納豆、高野豆腐、ゴマ、ナッツ類、豆類、卵**などに多く含まれています。**亜鉛やマグネシウム**などのミネラルと同時に摂るとより効果的です。

よく噛んで、時間をかけて食べましょう。

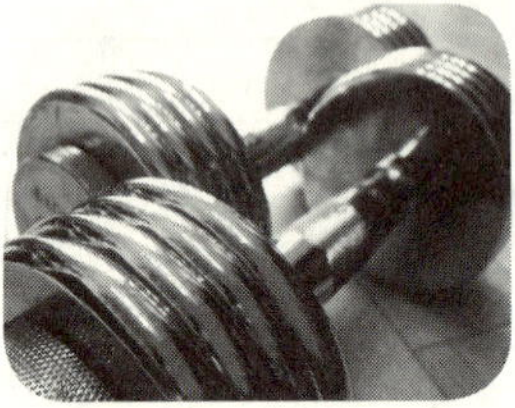

### ■早寝で充分な睡眠をとる

夜分泌されるメラトニンと成長ホルモンが同じ時間帯に分泌されると相乗効果。成長ホルモンは、**眠り始めて3時間**ほど(大体22時～2時の間)は多く分泌されるので、早めにしっかり寝ましょう。

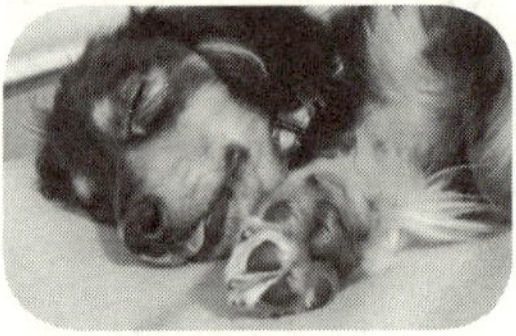

### ■スロー・トレーニング

ジョギングやエアロビなどの有酸素運動、筋トレなどの無酸素運動。どちらも成長ホルモンの分泌を増やしますが、特に、**じっくりと筋肉に負担をかける**スロー・トレーニングはおすすめ。ゆっくりしたスクワット、加圧トレーニングなどが効果的。(※専用ベルトで圧力をかける加圧トレーニングは、指導者の下で行なうことが必要。自己流はNG!)

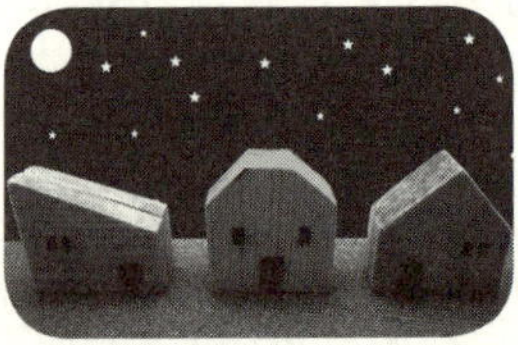

# 成長ホルモン

## はたらき

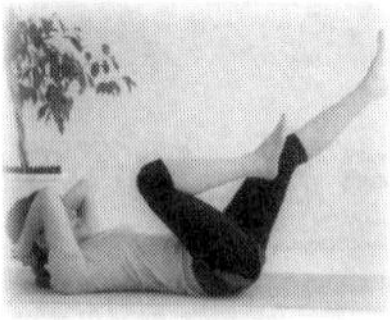

- 骨や筋肉を発達させる
- タンパク質、糖、脂質を エネルギーに変える
- 傷ついた細胞を修復・新しくする新陳代謝
- 血液中のコレステロールを低下させる



## 分泌のしくみ

- 睡眠時(特に寝始め約3時間以内の深いノンレム睡眠のとき)に分泌量が最も多い。運動も分泌を促進
- 10～14歳頃に分泌量が最も高く40歳頃から激減
- 脳の下垂体から分泌

## 不足すると‥

▷ 新陳代謝の低下で、いらない水分や毒素が体内にたまり、血行が悪くなる。すると肌荒れ・くすみ、薄毛、むくみ、冷え性、内臓機能低下などが生じる

▷ 内臓脂肪増加。「悪玉」LDLコレステロール増加、「善玉」HDLコレステロール減少。放置していると動脈硬化、糖尿病などの原因に

▷ 骨折や骨粗鬆症になりやすい、筋量低下

▷ 心臓機能が徐々に低下

▷ 疲れやすい、やる気が出ない

別名「戦闘ホルモン」adrenaline

## 分泌させる方法

### ■激しい運動をする

アドレナリンが出るのは「火事場の馬鹿力」のように、命の危機から脱出するようなとき。負荷の少ない緩やかな運動ではなく、**一瞬で全力を出しきるようなベンチプレスや砲丸投げのような運動や格闘技**をするときなどに出ます。また、激しい運動とゆるめの運動を交互に行なう**インターバルトレーニング**のスタイルで運動を行なうのも○。

ただし、慣れない運動を急にやるのはケガにも繋がるので、体を慣らしながらやりましょう。

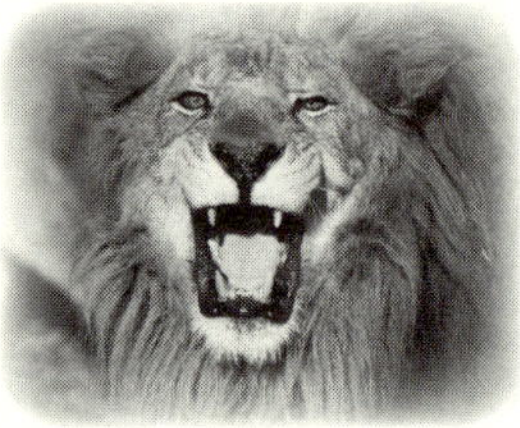

### ■大声を出す

運動選手などが気合いを入れるのに行ないますが、脳に信号を与えて、パフォーマンスを上げます。

### ■期限を設けて追い込む

目標に期日を設けることでとことん追い込まれる状況を作るとアドレナリンが出やすくなります。要は、**「勝つか負けるか」、「生きるか死ぬか」という状況を作り出すことで分泌されます。**それによって通常では出せない潜在能力が発揮できるというわけです。

心と体にとっては負担がかかることでもあり、アドレナリンを出し続けた状態が長すぎると燃え尽きてしまいます。ここぞというときに使って、休むときはリラックスするようメリハリをつけましょう。

# アドレナリン

## はたらき

- 交感神経が優位になり“闘争か逃走か”という危機的状況に対応するよう体にシグナルを送る
- 瞳孔を開き、血圧や血糖値、心拍数を上げてストレスに対応、末端の組織は血行不良になる
- 集中力、判断力を上げ、一時的に限界を超えたパフォーマンスを可能にし、痛みの感覚も抑えられる
- 食欲、睡眠欲、性欲は抑制状態になる

## 分泌のしくみ

- 恐怖、怒り、緊張、不安、驚きといったストレス状態で分泌される
- 極度のストレスに晒され続けると枯渇し、その後のストレスに対応できなくなる
- 副腎髄質から分泌
- 脳に達すると他の興奮系のホルモンも分泌され、いわゆるハイの状態をまた味わいたくなる依存性がある

## 不足すると‥

▷ 意欲がなくなり、無気力、無関心、無感情、抑うつ状態になる

▷ 危機的状況やトラブル、ストレスに対応できなくなる

▷ 集中力や記憶力の低下

別名「やる気ホルモン」dopamine

分泌させる方法

### ■新しい刺激を求める

いつもとは違うことをする、新鮮さを求めようとすることでドーパミンが分泌されます。**いつもと違う服装やメイクをしてみる、いつも通らない道を通ってみるなど**新しい、ワクワクする何かに挑戦してみましょう。

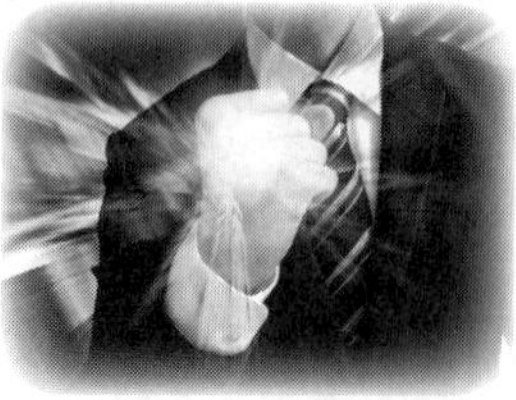

### ■プラス思考で行動する

ドーパミンは、ネガティブな動機よりも、**「楽しい」とか、「何かが得られる」**など、より積極的な動機づけと関連しています。

### ■中長期の目標を立てる

達成感と深い関わりのあるドーパミン。まずは**小さな達成しやすい目標をたてる**ことで、達成感を味わいやすくなります。簡単な目標では達成感を感じなくなってきたら目標を大きくする、最終的な目標に近づくように小刻みな目標を立てるなど工夫してみましょう。

### ■脂質を補う

脳の構成成分は約60%が脂質です。その脂質のうち、コレステロールは電線の回りを絶縁体でくるむ電気コードのような仕組みで神経細胞を守っています。また、リン脂質やDHAは神経伝達物質の原料などとしても使われます。脳のエネルギーといえば「ブドウ糖」ですが、脂質の補給も大切です。ちなみにブドウ糖がエネルギー化するにはビタミンB1が必要です。

# ドーパミン

## はたらき

●やる気や快感を司る
●報酬を得たり悪い結果を回避するために、運動や学習、記憶などの行動を促す
●技能の向上、行動の習慣化、企画を立てたり戦略を練る活動に関係
●様々な感覚を研ぎ澄ませる覚醒効果
●ノルアドレナリンの前駆体

## 分泌のしくみ

●感動したり、夢中になったりすると分泌
●達成感を感じたり、賞賛を受けると分泌
●きつい状態を乗り越えて快感が現れるシステム
●原料となる必須アミノ酸を含む肉類、魚介類、豆類などタンパク質を摂る必要がある
●ビタミンＢ群を摂ることも有効
●脳で作られる

## 不足すると・・

▷ 記憶力、集中力の低下、無気力、性欲低下
▷ 人と関わりたくなくなり、社会から離れていく状態になる（皮質下痴呆と呼ばれる・孤独の高齢者にもよく見られる）
▷ 体がすくみ、運動自体ができなくなる
▷ 認知症、パーキンソン病が起こりやすくなる

別名「脳内麻薬」β-endorphin

## 分泌させる方法

### ■美味しいものを食べる

栄養のことを気にしすぎると、味は二の次にしてしまうことがあるかも知れません。でも、やはり本能的に「幸せ！」と感じられる感覚は大事です。「美味しい」と思えることはその代表格と言ってよいでしょう。特にウツ気分であったり、高齢者の孤独生活では、**好きなもの、美味しいものを食べることで、βエンドルフィンの分泌をうながし、マイナス気分を変えられます**。とはいえ、高カロリーで偏った食事は健康を損ないます。基本は美味しくバランスのよい食事を心がけましょう。

### ■運動をする

**ジョギングなど心肺機能を高める運動**によって、脳内にエンドルフィンが出ると言われています。

### ■熱いお風呂に入る

**40度以上の熱めのお湯**に浸かるとβエンドルフィンが増えます。熱めのお湯も42度を超えると死に度(42度)になって、心臓発作や納所中発作の引き金になりかねませんから、熱すぎるお風呂は要注意です。

### ■純粋な欲を持つ

脳内麻薬と呼ばれるように、楽しいという感情に大きく関わるβエンドルフィン。でも、楽しむ対象が食欲や性欲、ギャンブルなどと関わってくると、欲求の対象を求め続けることに限界がきて、βエンドルフィンも分泌されなくなってきたり、中毒や病気になるという問題があります。一方で、**見返りを求めずに愛することや、芸術や学問などの追究、精神性を高める欲求**などではβエンドルフィンが枯れずに出続けると言われています。

# β《ベータ》エンドルフィン

## はたらき

- エンドルフィンには、α《アルファ》、β《ベータ》、γ《ガンマ》があり、特にβエンドルフィンは「脳内モルヒネ」ともよばれる強い鎮痛効果で痛みや不安、緊張感を和らげる
- 血行促進、免疫力アップ、アンチエイジング
- 多幸感、集中力、忍耐力、思考力、想像力、陶酔感などと関わる



## 分泌のしくみ

- ストレス、苦痛から解放されたときに分泌
- リラックス状態で出るアルファ波と連動する
- 高揚感と関わりがある
- 楽しいこと、好きなことをしたときにも分泌
- 感動、嬉しい、ありがたい、と思ったとき、成長を実感したときに分泌
- 脳内に分泌される

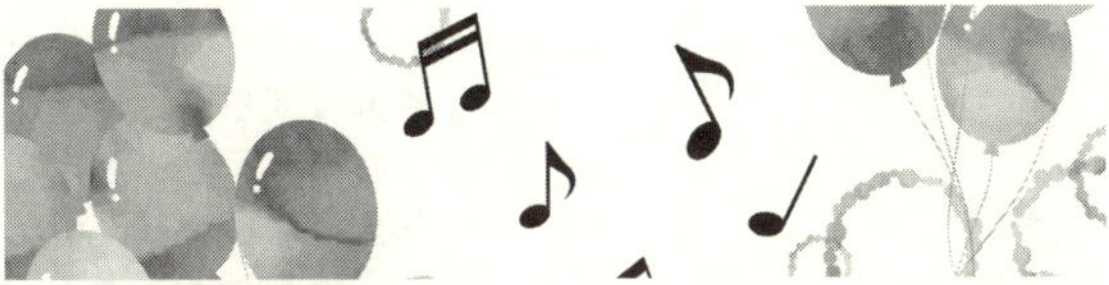

## 不足すると・・

▷ くつろぎや高揚感が得られない
▷ 免疫力の低下に繋がる

別名「愛情ホルモン」oxytocin

## 分泌させる方法

### ■スキンシップをとる

**女性の出産や子育て**に関わるホルモンとして昔から知られてきたオキシトシン。分泌させる一番の方法は、**抱擁や握手、腕や背中をさするなど、スキンシップ**をとること。これには**肩もみやマッサージ**なども含まれます。**ペットや赤ちゃんとのふれあい**などでもオキシトシンが分泌されます。

ＮＨＫの「ためしてガッテン」では、背中をなでてもらうと、分泌が促進されると放映していました。

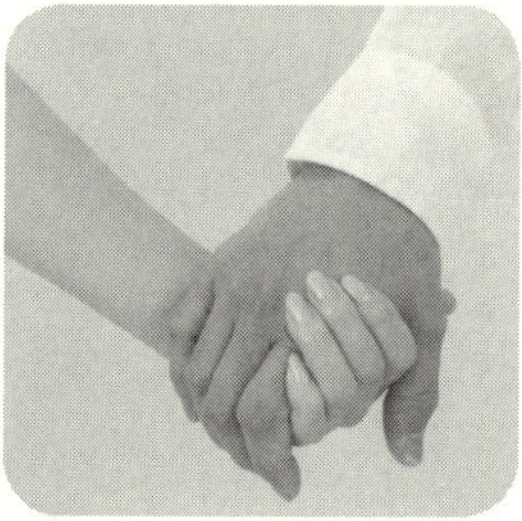

### ■感情を素直に出す

心から素直に感動することにも関係しています。**自然に触れたり、映画などを観て感動**することでもオキシトシンが出ます。

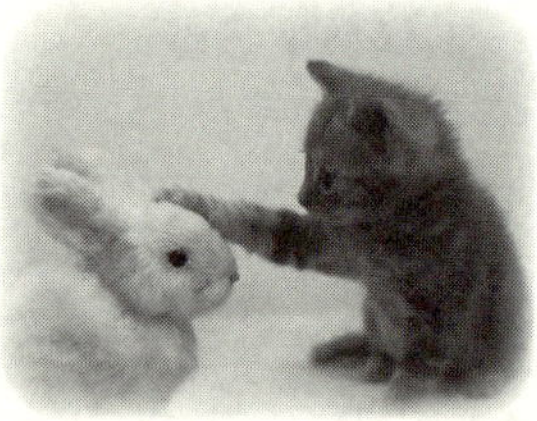

### ■心のふれあい

体のふれあいだけでなく、心のふれあい、例えば**おしゃべりや家族団らん、時間や行動を共有**するといったことでも分泌されます。心を開いて楽しむことが大事です。また、**親切な行動をとる**ときオキシトシンが多く出ていることが分かっています。

# オキシトシン

## はたらき

●出産や母乳の分泌に関わる
●血圧、血糖値が上がるのを防ぐ
●循環器系の疾患予防
●筋肉細胞の活性化
●情緒の安定、平常心を保つ、ストレスの緩和
●人への信頼感が増す
●心拍数を抑え、適度な眠気を誘う
●認知症の徘徊を減らす効果

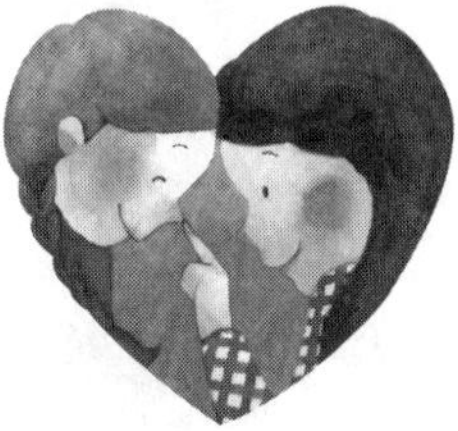

## 分泌のしくみ

●触覚が刺激を受けて血中に分泌
●身近な人との関係性の中での方が出やすく、コミュニティ外の人には排他的になるという実験結果も
●セロトニンと相関関係があり、セロトニンを増やすと増えやすくなる
●脳から分泌される
●年齢と分泌量の関係は確定していない

## 不足すると・・

▷ 内向的になる、孤立しやすく人間関係を築きにくくなる
▷ 自閉症スペクトラムと関係する

別名「幸せホルモン」serotonin

## 分泌させる方法

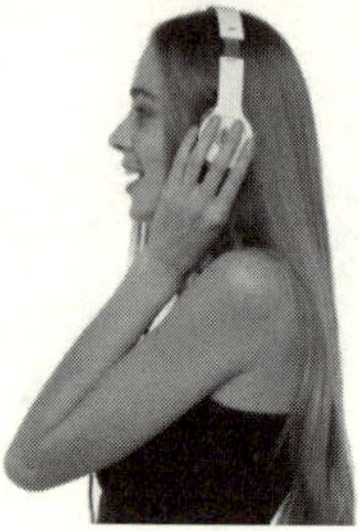

### ■太陽の光を浴びる

セロトニンの分泌に最も重要なのが、**太陽の光を浴びること**。室内に長くいるとセロトニン不足になります。部屋の電灯ではまったく不充分なので外に出て太陽の光をたくさん浴びましょう。深呼吸もして、体全体でリフレッシュ。

### ■規則正しい生活

夜はなるべくやっていることにさっと区切りをつけて早く寝ましょう。

### ■リズム運動をする

一定のリズムで行なう「リズム運動」がセロトニンを増加。**ダンス、自転車こぎ、ウォーキング、そして、ガムを噛むことや、呼吸に集中する座禅の呼吸法**なども効果的。気持ちのよい屋外で楽しんでやることがポイントです。ストレスに感じると逆効果なので、やりすぎないで。仲間で一緒にやるのもgood！

### ■トリプトファンを摂る

セロトニンの原料となる必須アミノ酸のトリプトファンは、体内で合成されないので、必ず食物から摂る必要があります。**大豆製品や乳製品など**に多く含まれています。セロトニン合成に必要な**炭水化物とビタミンB6**（のり、バナナ、ナッツ類など）も一緒に摂りましょう。

# セロトニン

## はたらき

- 脳を覚醒状態にして集中力を高める
- 怒りや不安などを静め、心を安定・ポジティブに
- 活動や緊張するときにはたらく交感神経と休息や睡眠時にはたらく副交感神経の切り替えをスムーズに(自律神経のバランスを整える)。朝はスッキリ、夜は眠気が
- 痛みの調節、腸内環境も整える

## 分泌のしくみ

- 朝、太陽の光を浴びると分泌が高まる
- 脳で作られ脳内に分泌。腸内でも作られる
- 10代をピークに、加齢により減少

## 不足すると・・

▷ 低血圧・低体温で体がスッキリせず集中力も低下
▷ 朝の目覚め、夜の寝つきが悪くなる。睡眠不足に繋がる
▷ 不安になったり怒ったり、やる気が出ない。うつ状態になることも
▷ 認知症の悪化
米ジョンズ・ホプキンス大学の研究で、アルツハイマー型認知症や重度の認知機能低下の人はセロトニン神経の多くを失っていることを発見、セロトニンとの関係性を示しています

別名「睡眠ホルモン」melatonin

## 分泌させる方法

### ■朝、太陽の光を浴びる

日中、特に朝、**充分に太陽の光を浴びて**メラトニンの原料であるセロトニンを作っておきましょう。

### ■23時に寝るを目指す

メラトニンが出てくる時間(7時に起きたら21～23時頃)には寝る準備を始めましょう。

### ■暗くして寝る準備

**寝る1～2時間前から部屋の照明を暗く**して、暖色系の優しい明かりに切り替えると◎。スマホ、パソコンやテレビからのブルーライトはメラトニンを抑制するため、この時間には最も避けたいもの。かわりに**ヒーリングミュージックを聞いたり、ストレッチするなどリラックス**して過ごしましょう。

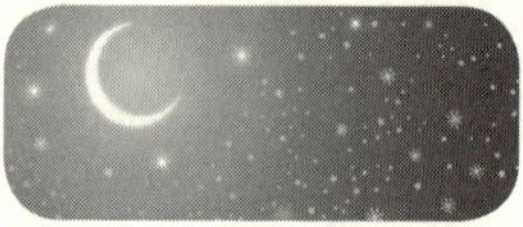

### ■メラトニンのサプリ

高齢、極端に乱れた生活習慣、もともとの体内時計が正常でないなどで**「睡眠リズム障害」のある方は、サプリや薬が必要になる場合があります。**眠りたい時間の前に服用すると、その時間を夜の始まりと体が感じて症状が改善されたとの報告があります。メラトニンはアメリカではサプリとして誰でも購入可能ですが、日本では未認可で、メラトニンと同じようなはたらきの処方薬『ロゼレム』が売られています。**服用の量やタイミングが重要で、リズム障害を治すには1週間以上かかります。**個人輸入するときは、成分や原材料を確認する必要があります。医師、専門家に相談しましょう。

# メラトニン

★夜にスマホの画面を見たり、強い照明の中にいると、メラトニンが分泌されません。また、昼のセロトニン分泌量が少ないとメラトニンの分泌量も減少します。

## はたらき

- 深部体温を低下、眠気を感じさせる（夜の時刻を伝達）
- 体内時計を調節し生活リズムを正常化
- 老化を促進する活性酸素を取り除き免疫力を高める
- 細胞内の抗酸化酵素を活性化させる
- 新陳代謝を促進する成長ホルモンの分泌を促す
- パリ第6大学（UPMC）の研究ではマウスにメラトニンを継続投与したところ、老化現象が遅れたことを確認。メラトニンの強い「抗酸化作用」が、老化を遅らせ、延命効果をもたらし、アルツハイマー型認知症などを予防すると推測されている。骨粗鬆症も予防

## 分泌のしくみ

- 10歳頃ピークを迎え、徐々に減少、高齢者は微量しか分泌されない
- 夜暗くなると（朝起きてから14～16時間ほど経つと）脳の松果体から徐々に分泌され、睡眠中に一気に分泌量が高まる。昼・光が当たるとほとんど出ない

## 不足すると・・

▷ 寝つきが悪くなり、睡眠の質も低下
▷ 活性酸素が増え、老化が進む
▷ 免疫力が低下
▷ 成長ホルモン分泌に悪影響

ホルモン

## 「女性ホルモン」estrogen

### 分泌させる方法

### ■規則正しい生活

決まった時間に起床・就寝する、**暴飲暴食を避けるなど、規則正しい生活**を送って、自律神経のバランスを整えましょう。

### ■ストレス・フリー

過労や悩みすぎは心にも体にも×。**切り上げ・切り替え**でコントロール。**適度な運動**も重要。少しでも日常に取り入れると、毎日の積み重ねで、将来のキレイ度・健康度がぐんと変わってきます。

### ■イソフラボンを摂る

**納豆や豆腐など大豆製品**にはエストロゲンと同様の作用をもつイソフラボンが豊富。種々のビタミンなども併せて摂りましょう。

### ■HRT 女性ホルモン補充療法

更年期の女性の2割ほどは重い更年期障害に悩むといいます。更年期障害の改善のため、飲み薬、塗り薬、貼り薬などでエストロゲンを補充するホルモン補充治療法(HRT)は**健康保険が適用**されます。**即効性があり、のぼせ、発汗、頭痛などに効き、また動脈硬化や骨粗鬆症の予防、美肌促進、認知機能の維持などの効果**が報告されています。

HRTは安全で効果の高い治療法として世界的に行なわれており、**日本では更年期女性の約2%しか受けていませんが、欧米では約40%、オーストラリアでは約65%が選択**しています。

既往歴によってはHRTが受けられないので専門医と相談しましょう。

# エストロゲン

★性成熟期の女性がキレイなのも、男性より生活習慣病にかかりにくいのもエストロゲンのおかげ。

## はたらき

- 子宮の発育や子宮内膜の増殖など妊娠・出産の準備
- ふっくらと女性らしい体つきや美肌を促進
- インスリンの分泌を促し糖代謝を促進
- 「悪玉」LDLコレステロールを減らして「善玉」HDLコレステロールを増やし、脂質代謝を活発化
- 心血管や脳神経を保護
- 動脈硬化、高血圧、糖尿病などを予防
- 骨からのカルシウム放出を抑制、骨を強化
- 認知症リスクを抑制

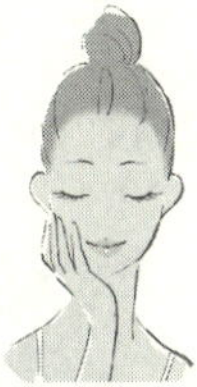

## 分泌のしくみ

- 女性は卵巣、男性は脂肪などから分泌。女性は月経後から排卵前にかけて分泌増加。閉経後は急激に低下

## 不足すると‥

▷ 肌にハリがなくなる
▷ 太りやすくなる、糖・脂質代謝異常をもたらす
▷ 更年期障害の症状（頭痛、肩こり、ほてり、不眠、イライラ、うつ、倦怠感など）
▷ 自律神経が乱れる、冷え性になる
▷ 骨量が減少、骨粗鬆症に繋がる
▷ 認知症を進める（アルツハイマー型認知症は女性の発症率が男性の約2倍。エストロゲン低下との関連が示唆されている）

ホルモン

「男性ホルモン」testosterone

## 分泌させる方法

### ■激しい運動

筋力UPとテストステロンは直結しています。軽い重量ではなく、スクワットやベンチプレスなど、**10回でできなくなるほどの高い負荷を設定する**のが効果的(例えば、負荷をかけたスクワットを10回3セット)。**有酸素運動**直後もテストステロン上昇が確認されています。

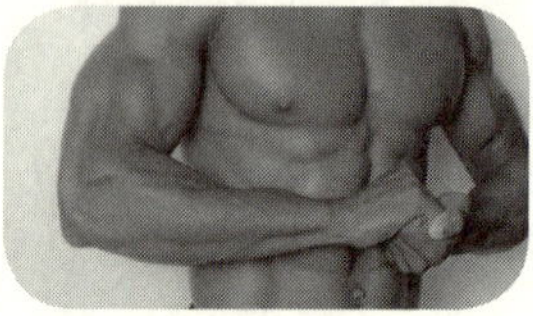

### ■よく寝る

ある実験で4日間不眠のラットに明白なテストステロン低下が見られ、その後4日間の休息を与えても回復しませんでした。**寝不足・徹夜はテストステロンに著しい悪影響**!

### ■亜鉛を摂る・ビール減らす

テストステロンには**亜鉛**が不可欠。**牡蠣、タラバガニ、豆類などに多く含まれます。**３週間夕食にビールを４杯飲んだグループとノンアルコールビールを飲んだグループでは、前者の方がテストステロン値が低いという実験結果も。

### ■HRT 男性ホルモン補充療法

夫が疲れたと言って不機嫌、無気力、明らかに前と違う…。男性は20代以降、緩やかにテストステロンが減少するので通常は強い症状はないが、**大きなストレスがあると一気に減る**ことがあります。発症時期が30～70代までと幅広いので自覚しづらく、**うつと勘違い**して抗うつ薬を飲み改善しないという例も。男性更年期障害・LOH症候群を疑ったら、悩まず泌尿器科専門医に相談を。

# テストステロン

★エストロゲンが低下する更年期以降の女性にとっても、テストステロンは心身の健康維持に重要な役割を果たします。

## はたらき

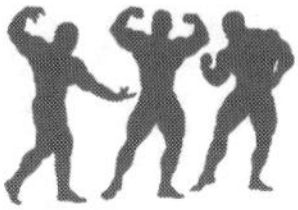

●生殖機能を向上させる
●骨量維持を助ける
●たくましい骨格、筋肉、体毛など男らしい体を作る
●内臓脂肪の蓄積を減らし、肥満、動脈硬化や糖尿病などの生活習慣病を予防
●集中力を上げる、怒り·不安を落ち着かせる、リーダーシップを発揮、競争心を保つなどの精神面のはたらき

## 分泌のしくみ

●男性ホルモンの中で、一番分泌量が多く、作用も強い。男性は精巣から、女性は、男性よりはずっと少ないが、副腎や卵巣から分泌
● 18 ~ 30 歳でピークを迎え、その後は徐々に減少
●睡眠不足、食事制限やストレスなどによっても減少

## 不足すると··

▷ 男性更年期障害・LOH 症候群(やる気や集中力の低下、疲労感、イライラ、うつ症状、不眠、発汗、関節や筋肉の痛み、性的能力の衰えなど)を引き起こす〔※ 女性更年期障害は閉経と関係しているので比較的わかりやすいが、男性の場合、わかりやすい出来事がないので見逃しやすく、注意と周囲の理解が必要!〕
▷ 心血管病、メタボリック症候群や糖尿病の原因に
▷ 筋力低下や筋萎縮、骨粗鬆症の原因に

# 「性ホルモンの前駆体」Dehydroepiandrosterone

## 分泌させる方法

### ■DHEA 補充療法

DHEA を手軽に補充できるサプリはアメリカではドラッグストアで購入できます。一方、日本では医薬品に指定されており、更年期障害、アンチエイジング、不妊の治療等の目的で処方されます。DHEA 補充療法の効果については、**「健康感」の増加、内臓脂肪の減少、動脈硬化指標の改善、卵巣機能の改善**など様々な試験報告がありますが、特に変化はなかったなどの報告もあり、今後の研究に期待が寄せられています。

DHEA サプリは個人輸入もできますが、人によっては副作用が出たり、また、性ホルモン関連の悪性腫瘍のある方や妊娠中の方などは悪影響が出る可能性もあるので、詳しくは医師に相談しましょう。

### ■7時間寝る

充分睡眠をとることは、他のホルモンや酵素の活性化にもとても重要。

### ■自然薯《じねんじょ》を食べてみる

**長芋や自然薯**は DHEA を摂るのに効果的と言われています。特に自然薯にはビタミンCとE、亜鉛も豊富に含まれており健康維持にも◎。偏らず、バランスのよい食事を！

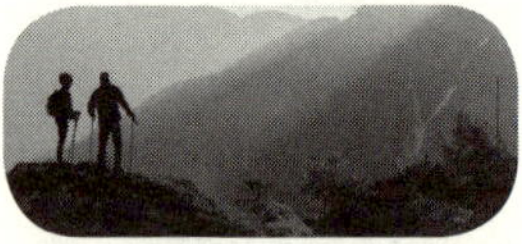

### ■下半身を鍛える

軽く負荷をかけて下半身を鍛える運動も効果的です。階段や坂道を上る、速足でウォーキング、軽い筋トレなどは DHEA 分泌によいとされています。楽しんで運動しましょう。

# DHEA

★高齢者に血中のDHEAが2倍になるほどのDHEA補充療法を行なったところ、テストステロンは1.4倍、エストロゲンは1.2倍に増加。つまり、DHEAが低下すると、転換されるこれらのホルモンの量も減ってしまいます。

## はたらき

- 女性ホルモン(エストロゲン)と男性ホルモン(テストステロン)をつくる材料となる
- 炎症を抑え腫瘍を予防する、免疫力を高める、代謝を高め体脂肪を減らす、骨粗鬆症を予防する、筋力を保つ、ストレスを緩和、幸福感を高める、卵巣機能を改善、性欲を高める、アルツハイマー型認知症を予防など、じつに様々なはたらきが報告されている

※ 高齢者への数々の試験的なDHEA補充療法の結果分析でも、このような効果が確認されているが、同時に、その有用性には議論の余地もあり、さらなる研究が必要とされている。日本人を27年間追跡した研究は、男性のDHEA値が高いほど長寿と報告。これらの作用はDHEA固有の直接作用と、他のホルモンへの変換による間接作用があると考えられている

## 分泌のしくみ

- 主に副腎から分泌。6〜7歳頃から増え始め、20歳前後でピーク、加齢とともに緩やかに減少

## 不足すると・・

▷ うつ症状、免疫力低下、代謝低下、性欲の低下、体重増加、倦怠感やその他様々な症状の原因に

ホルモン

別名「長寿ホルモン」adiponectin

## 分泌させる方法

### ■大豆食品を食べる

**大豆タンパク**に多く含まれる「β-コングリシニン」にアディポネクチンを増やすはたらきがあることが分かっています。

また、**青魚の油などに多く含まれるEPAやDHA**という成分も有効です。

マグネシウムもアディポネクチンを増やすと言われています。マグネシウムを多く含む食品には、**わかめ、海藻類、魚介類や大豆製品**などがあります（107頁参照）。

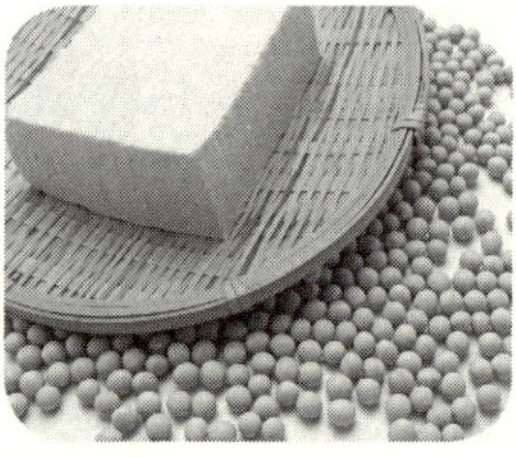

### ■平均体重に近づける

脂肪には大きく分けて皮下脂肪と内臓脂肪があります。内臓脂肪が増える内臓脂肪型の肥満では、**肥大化した脂肪から悪玉の物質が出ることでアディポネクチンが大幅に減ってしまいます。**
また、痩せすぎで内臓脂肪が少なすぎても分泌は減ってしまうので、目安は**体重を平均値に近づける**こと。
アディポネクチンを増やす運動としてはウォーキングなどの有酸素運動が効果的と言われています。

### ■思い切って禁煙する

タバコを吸うと数時間で血中のアディポネクチンの濃度が下がり、一定時間下がったままになります。また、喫煙者のアディポネクチンの値は、非喫煙者よりも低いことがわかっています。

# アディポネクチン

★ 1995-96 年にかけて、大阪大学医学部教授（当時）の松澤裕次氏によって発見されました。がん予防をはじめ、その健康効果から「超善玉ホルモン」や「痩せホルモン」とも呼ばれ、研究が進められています。

## はたらき

● 血液中に存在し、血管の修復、糖や脂肪の代謝とも関わっている
● 高血圧、動脈硬化、心臓病を予防
● インスリンのはたらきを助け、糖尿病を予防・改善
● 脂肪蓄積やメタボリック・シンドロームを予防
● がん発生リスクの低減

## 分泌のしくみ

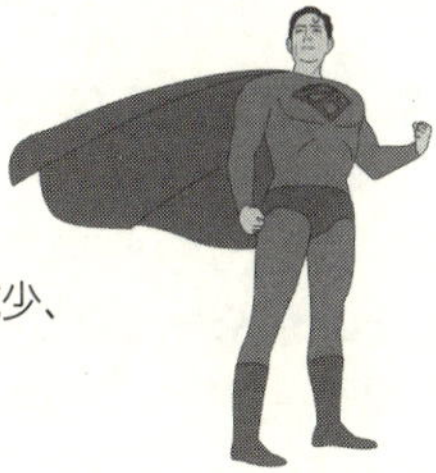

● 脂肪細胞から分泌される
● 内臓脂肪が増えると分泌量は減少、内臓脂肪が減ると増える
● 長寿の人はアディポネクチンの血中濃度が高い

## 不足すると・・

▷ 肥満、糖尿病になりやすくなるほか、その他の様々な病気にかかりやすくなる

〈コラム　ポイントだけ知りたい！栄養素②〉

# 三大栄養素「脂肪」のこと

## ◉ よく聞く「○○脂肪」ってどういうモノ？

**中性脂肪** …エネルギーを貯蔵したり体温を保つ役割がある。糖質の摂りすぎなどで増えすぎると体脂肪となり、肥満や脂肪肝、動脈硬化を招く。

**皮下脂肪** …皮膚の下についている、つまむことのできる脂肪。女性につきやすく、増えすぎると体形が崩れたり、骨格に負担をかけることも。

**内臓脂肪** …内臓の周りにつく脂肪で外からは分かりにくい。男性につきやすく、多すぎると生活習慣病に。皮下脂肪よりつきやすく落ちやすい。

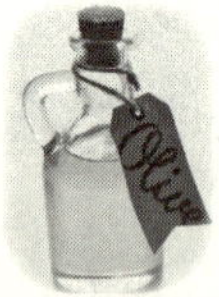


## ◉ 油によって違いがあるの？

油は種類により、油を構成する「脂肪酸」という成分の比率が異なります。**【不飽和脂肪酸】**は**肉類やバター、卵黄**に多く含まれます。**【n 3系】**は**青魚やアマニ油やエゴマ油**に多く、動脈硬化や認知症の予防、コレステロール値の改善などに有効で、一般的に摂取量は不足の傾向。**【n 9系】**は**オリーブオイルや菜種油**などに多く、悪玉コレステロールを下げたり便秘解消などのはたらきをします。オリーブオイルは他の油を混ぜた品質偽装も多いので要注意。**【n 6系】**は**とうもろこし油、大豆油、マヨネーズ**などに多く含まれ、体には必須ですが一般的に摂りすぎの傾向にあります。油は空気に触れると酸化して体によくないので、**開封後はしっかり閉めて冷暗所で保管**を。

CHAPTER5

# 座っていると寿命が縮まる!?

本当に怖い「座りすぎ」

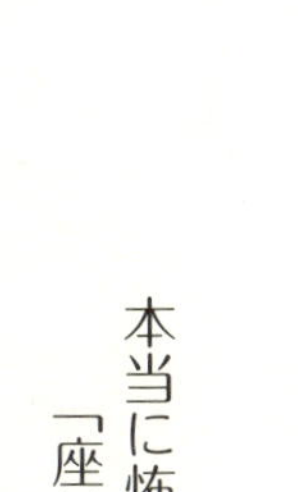

電車で座って、仕事場で座って、テレビを見て座って…。多くの人が、当たり前のように1日中ずっと座っています。が、これは非常に怖いこと。静かに確実に体は衰え、寿命を縮めているのです。人間は動くようにできているのに、座りっぱなしは不自然。「立つ」と「動く」を取り入れて、体を活性化しましょう。

# 病気と死をもたらす「座りすぎ」

## 1. 座りすぎは喫煙並みに体に悪い

座りすぎが病気や死をもたらすなんて大袈裟な！と思われた方もいるでしょう。でも、甘く見られないのが座りすぎの習慣なのです。

座りすぎの生活習慣が、じつは**重病に繋がり、寿命を縮めることは、科学的にも証明され、ここ数年で世界で大きな話題になっています。**

座り続ける時間が長ければ長いほど、心臓病、糖尿病、がんなどのリスクが増えることが分かっています。いまや座りすぎは、「喫煙」と同じくら

**1日に〔座る時間〕と死亡リスク**
4時間未満との比較

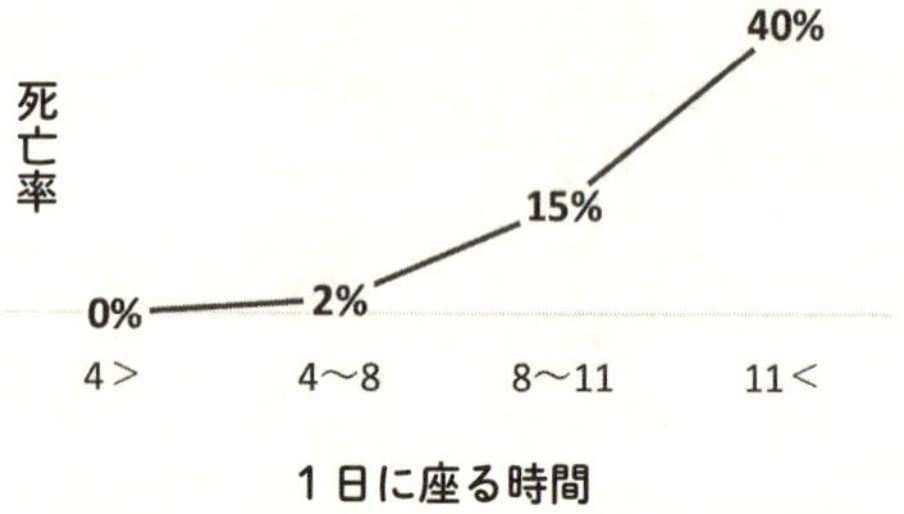


H. van der Ploeg, et al., Arch Intern Med, 2012 より作成

**1日に〔テレビを見る時間〕と死亡リスク**

**1時間未満との比較**

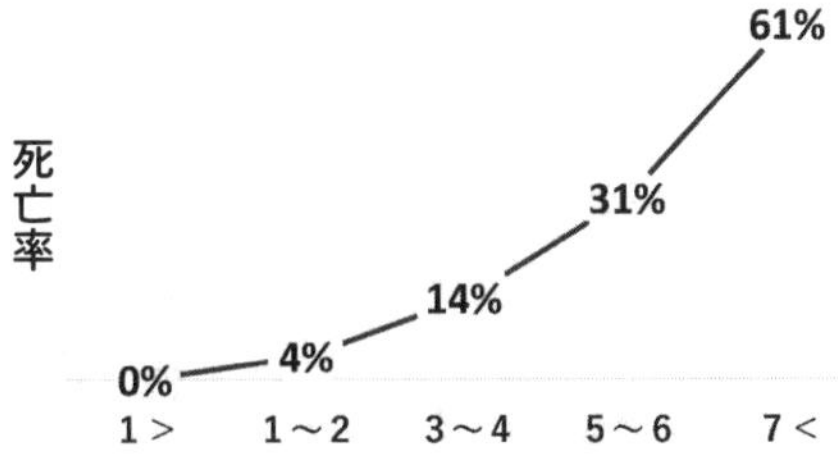


**1日にテレビを見る時間**

C. E. Matthews, et al., American Society for Nutrition, 2012 より作成

い体に悪影響があり、早く死んでしまう確率が高くなるとも言われているのです。

一日中立ちっぱなしの仕事をされている方は、「座りすぎ」の心配はないでしょう。逆に「立ちすぎ」の弊害を体験されているかもしれません。でも、基本的にデスクワークの方は、気付かず「座りすぎ」になっている可能性大です。

さらに、**長時間座りっぱなしのリスクは、運動時間を別に確保しても完全には相殺されない**ということも分かっています。

一体どういうことなのか、次頁から詳しく見ていきましょう。

## 2. 1日11時間以上座っている人は死亡リスクが40%高い

### ◆座っている時間が長いほど死亡リスクが上昇

米コロンビア大学医学部のキース・ディアス博士は、45歳以上の大人約8千人を4年間調査した研究で、1日に平均16時間起きているうち12時間(4分の3)以上は座って何かをしていると指摘。

研究期間中、340人が亡くなりましたが、**1日に座っている合計時間が長いほど、そして、1回に座る時間が長いほど、死亡率が高かったことが分かりました。**これは年齢、性別、人種、BMI(肥満度指数)、**運動習慣に関係なく**、です。

具体的には、1日に座っている合計時間が13時間以上で、1回に座る時間が1時間以上の人は、その両方が最も短い人に比べ、死亡リスクが約2倍でした。逆に、1回に座る時間が30分以下の人は、30分以上の人に比べ、死亡リスクが55%低かったのです。

### ◆1日11時間以上座っていると死亡リスクが40％上がる

シドニー大学のH・ファンデル・プログ博士は、45歳以上の大人22万人を対象とした研究の中で、**1日に座っている時間が11時間以上の人は4時間以下の人に比べて死亡リスクが40％高まる**と報告しています。座っている時間が8～11時間の人でも、4時間以下の人に比べると15％も死亡リスクが上がるそうです。

### ◆長時間テレビを見る習慣が危険

米国立がん研究所は、テレビを1日7時間以上見る人は、1時間以下の人に比べて死亡リスクが61％高いと報告。別の研究では、**テレビ視聴が1時間増えるごとに心血管系死亡率は18％増加すると報告。**

# 座りすぎって、どれくらい？

自分は電車通勤もしているし、まあまあ歩いている、と思われたかもしれません。でも、会社での8時間のデスクワーク、車での移動、家に帰ってからのテレビ、さらなるパソコン作業やスマホ…。現代の大人は動くより座って何かをしている方が圧倒的に多いのです。

また、前述の研究のとおり、時々運動しているから大丈夫、ではないのです！

◎1日に座る時間が8時間を超えるとリスクは急増。
　オフィス以外の時間に何をするか、「動く」と決心することが重要。

Self-Check

## 【あなたは1日何時間座っていますか？】

次の表でチェックしてみましょう

**①午前、午後、夜に分けて、「長く座っている時間」を書き出します。**

例えば、朝は、起きてから仕事に行くまでバタバタして朝ごはんの5分間くらいしか座っていない、という人はとりあえずカウントしないでください。

朝起きたら時間をかけて仕事の準備、あるいは勉強している、という人は、1時間あるいは1時間30分など、まとまった時間を書きます。

同じように、家を出てから電車の中で30分は座っている、職場で午前中はデスクワークで9時から12時までほぼ3時間座っている、昼食は45分は座って食べている。午後

■□□どれくらい座っていますか？

は1時から6時まで、コピーを取ったり、休憩でフラッと歩いたりはするが、ほぼ座っている＝4時間30分。

家に帰ったら夕食で30分、そのままテレビを1時間…など、座っている大体の時間の塊を書いていきます。

平均的な日、または座っているのが多い日・少ない日と分けてやってみてもよいでしょう。

**②座っている時間を書き終えたら、合計します。**

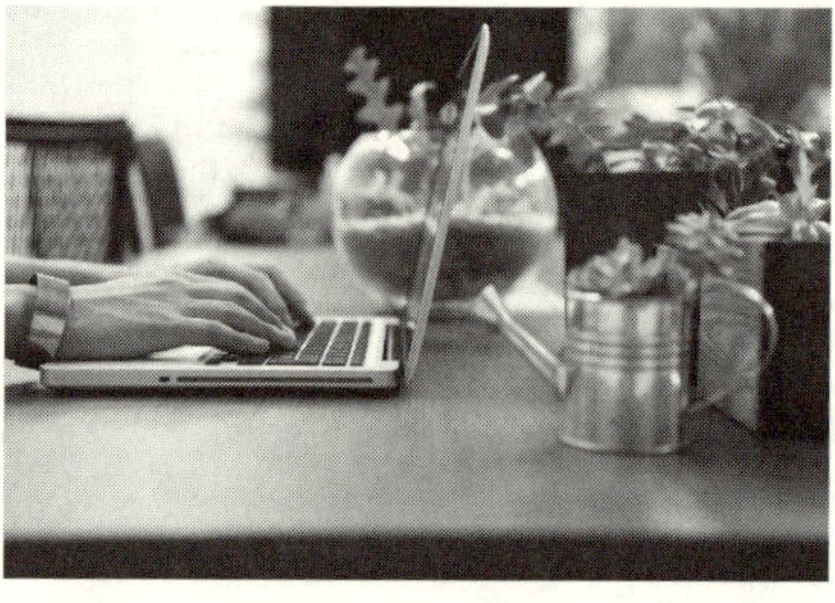

| 1日に座っている時間 | | |
|---|---|---|
| | 座っている行動<br>例）デスクワーク | 座っている時間<br>例）2時間45分 |
| 午前 | | |
| 午後 | | |
| 夜 | | |
| 1日に座っている合計時間：<br>＿＿＿時間＿＿＿分 | | |
| 1回に座っている時間：<br>長くて＿＿＿時間＿＿＿分 | | |

## ③立ち上がらずに1回に座り続けている時間はどれくらい？

デスクワークに集中していると、ついついずっと座って仕事をしてしまいますよね。ふと気づけば、さっき時計を見たときから2時間は経っている、コーヒーでも飲みに行こう…、ということはよくあります。でも、前述のとおり、座る合計時間に加え、**1回に座る時間が長くても（30分以上でも）、死亡リスクが高まってしまいます。**

◎ 座り続ける時間も意識して、30分に1回は立ちましょう。

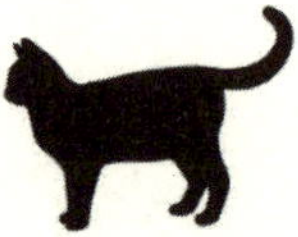

# 座りすぎで体のどこが悪くなる？

「座りすぎ」の弊害は、肩こり・腰痛だけではありません。あらゆる部位に影響し、命に関わる病気も引き起こします。

- 心臓、膵臓などの臓器 → **心臓病、糖尿病、大腸がん、子宮内膜がん**
- 脳 → **集中力・思考力の低下…**
- 首、背中、腰 → **痛み、椎間板ヘルニア…**
- お尻、股関節、脚 → **筋肉衰弱、転倒、静脈血栓塞栓症…**
- 体全体 → **疲労、肥満、動く機能の喪失…**　など

## 1 心臓病・糖尿病

### 代謝機能が低下し、血管の状態も悪化する！

座り続ける状態では筋肉が動かないので脂肪を燃焼する量が減り、血液循環も悪化。血圧や中性脂肪値が上昇するので、心臓病になりやすくなります。

「リポ蛋白リパーゼ」には、中性脂肪を分解し、善玉コレステロールを作る役割がありますが、じっと座って筋肉に刺激がない状態では、リポ蛋白リパーゼのはたらきが悪くなります。すると、**血液中の中性脂肪が増え、血液がドロドロになり血管が詰まりやすく、破れやすくなります。善玉コレステロールが減るので、悪玉コレステロールが増え、動脈硬化の原因にも**なります。

米国心臓病学会の研究は、この**「リポ蛋白リパーゼ」不活性が理由で、座りすぎは運動習慣とは関係なく心臓病のリスクを上げると推測。また、座りすぎは肥満、メタボリッ**

ク・シンドローム、2型糖尿病のリスクも上げると報告しています。

筋肉が不活発な状態では、血糖値が上がって糖尿病を誘発します。インスリン感受性が低下することで、インスリンが増えすぎると、肝臓で脂肪が過剰に作られたり、血管の細胞が増殖して血管の内側が狭《せば》まったりして、脂質異常症や高血圧などを引き起こすのです。

これらの生活習慣病は、心臓、血管、脳などに徐々にダメージを与え、狭心症や心筋梗塞など命に関わる疾患に繋がる可能性があります。

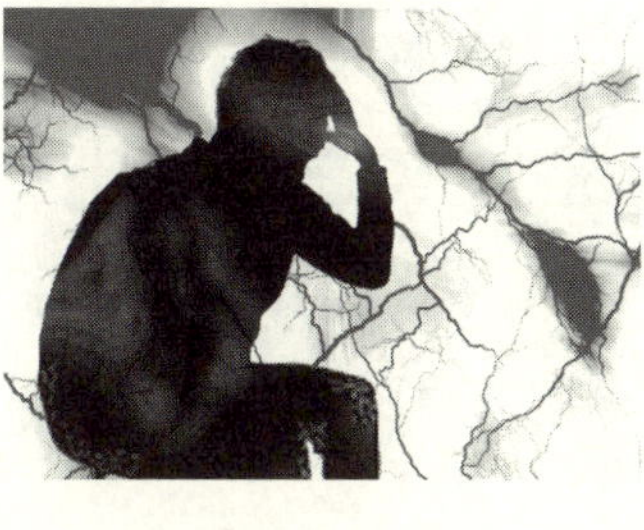

## 2 がん

### 座りすぎは「がん」にも繋がる事実

7万人のがんの事例を分析したドイツのレーゲンスブルク大学の研究で**「座りすぎ」は大腸がん、子宮内膜がん、肺がんのリスクを高める**ことが分かっています。

さらに、座る時間が2時間延びるごとに、大腸がんは8％、子宮内膜がんは10％、肺がんは6％、それぞれリスクが高まると分析。特に、テレビを見る時間と大腸がん、子宮内膜がんの関係性は強く、その理由を、テレビを見る時は同時に甘い飲み物やジャンクフードを口にするからと推測しています。

また、**体をよく動かす人でも、座りすぎるとがんのリスクが上がっている**事実から、座る時間を減らすことががん予防に重要だろうとしています。

3

# 集中力・思考力低下

## 机にへばりついて頑張っても脳には非効率

筋肉を動かすことで、酸素と血液が体中を巡って、体は正常にはたらきます。でも座りすぎの状態ではそれが滞り、脳にも悪影響。**十分な血液と酸素を得られないと、脳の活動は遅くなり、集中力や思考力も落ちていくからです。**

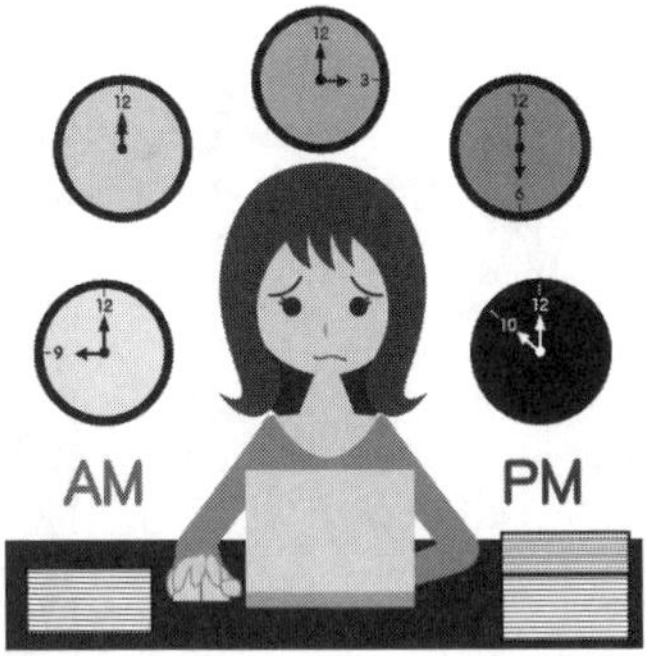


気持ちを高める脳内の化学物質の放出も制限されるため、やる気や気持ちにも悪影響が出てしまいます。血管の健康状態が悪くなると脳梗塞、脳卒中などの重大な症状にも繋がる可能性があります。

座りすぎ

## 4 首・肩・腰の痛み

### 筋肉や椎間板の緊張で激痛にも

長時間座って作業していると、首、肩、腰が痛くなってきますね。

特に前かがみで座っていると、首と肩を繋ぐ僧帽筋などの筋肉を酷使します。ただ座っているだけでも、立っている時より背骨に負担がかかるのです。

また、背骨の一つ一つの骨の間にある軟骨（椎間板）は、動いて伸びたり縮んだりすることで血液や栄養素を取り込みますが、**座りっぱなしだと椎間板は圧迫され続け、柔軟性を失っていきます。その結果、椎間板ヘルニアになりやすくなります。**

## 5 筋肉衰弱・エコノミー症候群

### 足の血栓が肺に流れ込むと最悪の場合、死にも至る

座りすぎで腹部や臀部《でんぶ》の筋肉が衰弱します。特に臀部の筋肉が使われずに固くなると、**歩く、立ち上がる、階段を上るなどの動作が制限**され、歩幅も短くなり、特に高齢者は転倒の原因に。

また、体に負荷をかける運動は強く密度の高い骨を作りますが、座りすぎは骨粗鬆症に繋がります。

血液循環も悪くなって足首が腫れたり、ひどい時は足の静脈に血栓ができる「深部静脈血栓症」、できた血栓が血管を流れて肺の動脈で詰まる「肺塞栓症《はいそくせんしょう》」を引き起こします。

**この二つは連続しているので、合わせて「静脈血栓塞栓症（エコノミー症候群）」と呼ばれ、最悪の場合、死にも至ります。**

座りすぎ

## 6 動く機能の喪失

### 今動かなければ、将来はもっと動けなくなる！

座りすぎには、さらに恐ろしい事実があります。

それは、一旦座ってしまうと立ち上がることが難しく、最終的に「動く」という機能を失わせてしまうことです。

アメリカの50〜71歳の13万人を対象にした10年越しの研究によると、最も座りすぎで運動量の少ない人は、そうでない人に比べ、**研究が終わる頃には3倍も多く歩行困難になっていました。自分でまったく歩けなくなっていた人たちもいました。**

誰でも長く座っていると、立つのが億劫《おっくう》になりますね。じつはその間に、体は静かに、確実に悪化しているのです。まさに「サイレント・キラー」…。

## 宇宙飛行士の体は無重力でボロボロ
## 座りっぱなしも、無重力！

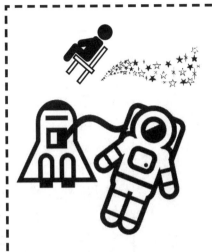

普通の人よりもずっと身体能力が高い宇宙飛行士が宇宙から戻ってくると、筋肉・骨・健康状態全般がなんと高齢者のレベルにまで低下していることをご存知ですか。
無重力の中では体の傾きを感知する耳石が動かないので骨や筋肉が急速に衰え、心臓の動きや代謝等に影響を及ぼすからです。
「座りっぱなし」の状態もまさに同じで、耳石も筋肉も動きません。だから、重力に逆らって筋肉を動かすことが、老化防止と健康維持に決定的に重要なのです！

立ち上がる、スクワット、階段を上る。
効果的です。

## 座りすぎリスクを回避する！

では、どうすればよいのか。解決策はシンプルです。

1◆ 1日に座る合計時間を減らす
2◆ 30分に1回は立って動くようにする

週に何回か運動をしても、座りすぎの習慣があれば健康に悪影響が出るので、この2つを覚えておきましょう。

次に具体的なアイディアを紹介しています。普段の生活の中で、簡単に座りすぎのリスクを下げられるので、自分に合うやり方でやってみましょう！

〈座る合計時間を減らす〉

# 01：あえて、立ち仕事

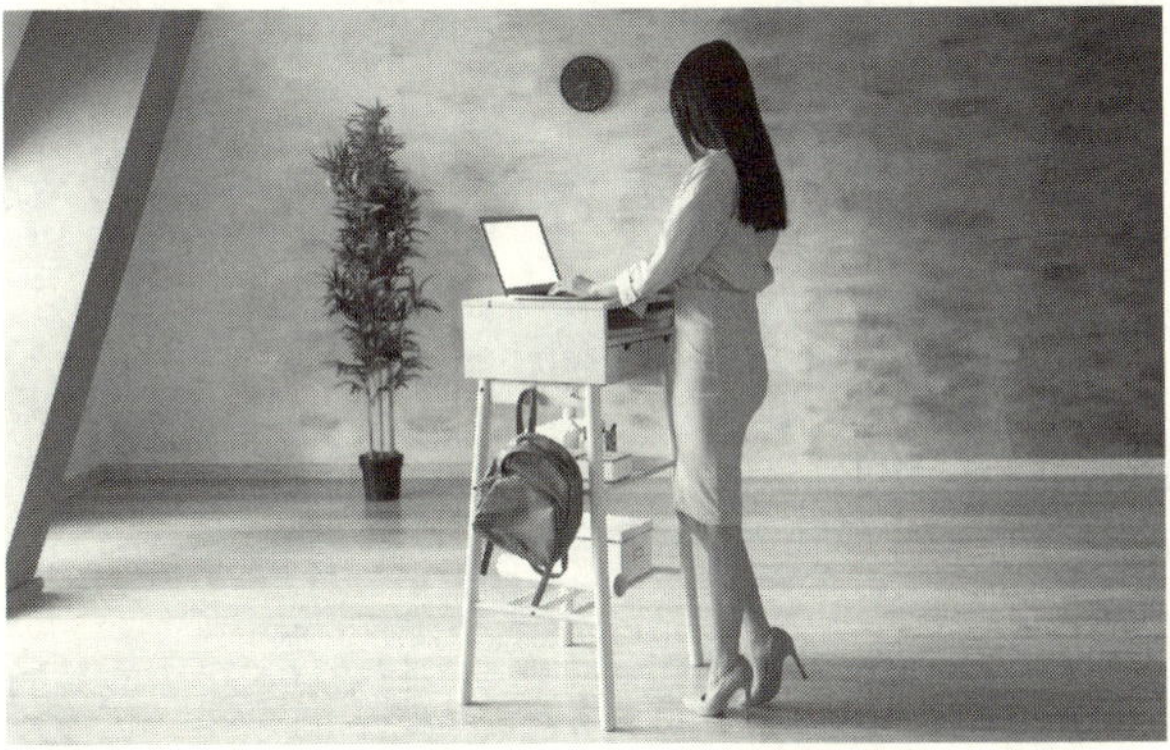

今まで座ってやっていたけれど、立ってもできることはあります。

例えば、デスクワーク。日本の企業でも一部導入され始めたスタンディングデスク（上下昇降デスク）は、高さを調節できて、立ったり座ったりして仕事ができます。**北欧では95％の企業が導入**しているといいます。

高さを調節できないタイプのスタンディングデスクは、脚の長い椅子（カウンター用の椅子など）を後ろにおいておけば、疲れたときに座れます。

## ■■■座りすぎない生活へチェンジ

動かずに立ちっぱなしでいると、足が痛くなったり、別の不具合が生じるので、**「立つ」と「座る」を臨機応変に取り入れる**のがベスト。

上下昇降デスクを製作している岡村製作所と労働科学研究所の実験で、「時々座って時々立つ」姿勢で仕事をすると、「座りっぱなし」や「立ちっぱなし」に比べて、足のむくみと疲労が減ることが検証されました。

また、「立つ」と「座る」を繰り返すと「座りっぱなし」よりも眠気が減ります。

◎普通の机をキープしたい人は、パソコンとキーボードだけ載せる「卓上用スタンディングデスク」がおすすめ

〈 座る合計時間を減らす 〉
## 02：通勤は、立ち筋トレ

電車通勤は立つ絶好のチャンス。**姿勢よく立っているだけでいろんな部位の筋肉を使っています。**揺れが来た時につり革につかまって踏ん張るのも筋トレのうち。習慣にしてしまえば、かなり座る時間を減らせ、筋肉も鍛えられるという、まさに一石二鳥です。

一駅手前の駅で降りて15分くらい余分に歩くのも◎。女性はヒールから負担の少ない靴に履き替えれば、ぐんと楽になります。

車通勤の人は、週に何回かは電車「立」通勤してみるのも手です。時間も有効利用できます。

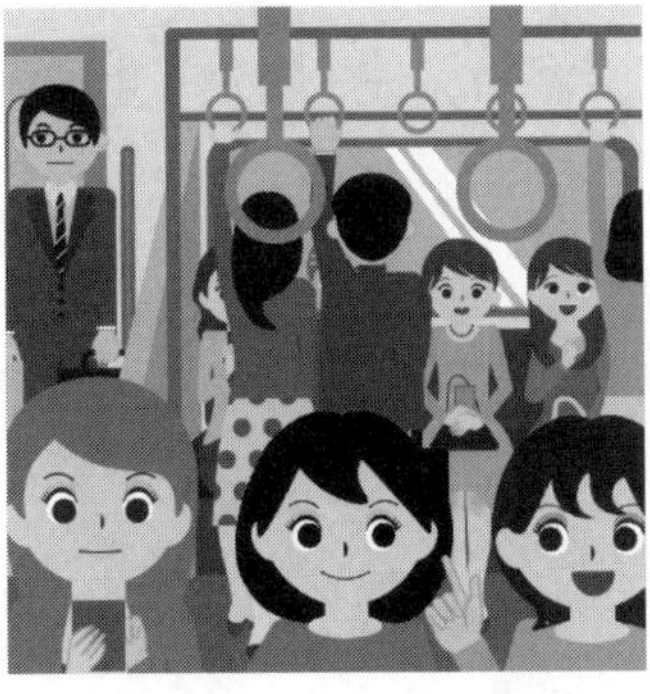

〈座る合計時間を減らす〉

## 03：椅子なしリフレッシュ

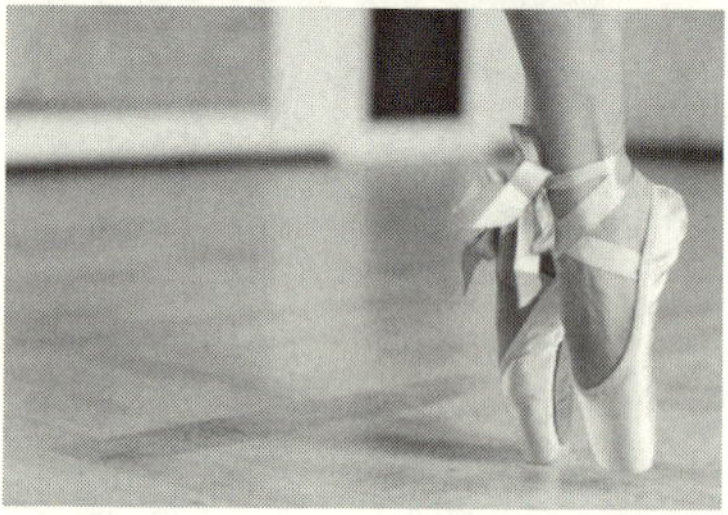

疲れて仕事から家に帰ったら、もちろん、休んでください。でも、夕食後、ずっとテレビを見たり、パソコン作業をするのではなく、何かリフレッシュできる活動を思い切って取り入れてみましょう。

**散歩、運動、やりたかった習い事、近くの銭湯に行く、庭でストレッチしながら星を眺める、楽しくステップ踏みながらテレビを見る…。なんでもいいのです！**

NG!

座りっぱなしの仕事場から
帰った後も座りっぱなしだと危険!!

## 〈30分に1回は立つ〉
# 04：次に立つ時間を決める

**「座ったら30分ごとに立つ」**が理想です。

難しい人はせめて**1時間ごと。決めてしまうことが重要です。**集中が途切れると思う人は、一度立った方が脳も体もよくはたらいてくれる、効率がよい、と思いましょう。

30分以内に○○を終わらせる、というミニ目標を設定をするのもよし。人は「何分以内に」と決めると高い集中力を発揮できます。

**ポイント**

「基本座っている」姿勢から立とうとすると面倒。
「基本立っている」姿勢から座ろうとするとラク。
だからスタンディングデスクは効果的！

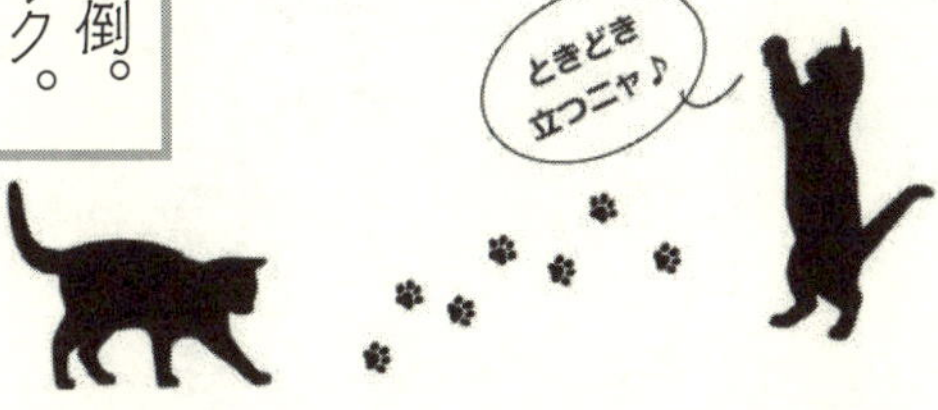

## 〈30分に1回は立つ〉
## 05：立ってやることを決める

1回立ったら、ストレッチする、歩く、歩きながら考える、コピーを取りに行く、簡単な用事を済ませる、違う景色を見て発想の転換をする、など、数分でできる有益なことは意外とたくさんあります。

「仕事を中断する」ではなく、時々席を立って体を動かすことで**「もっとはかどる」、「プラスになる」、「脳と体に酸素を送り込む」、「ダイエットできる」、「健康になる」という発想でいきましょう（実際そうなんです！）**。

家にいる場合は30分おきに、お皿を洗う、机を拭くなど、こまめに家事をするのもよいですね。テレビを見ているとき、CM中に立ち上がって体を動かすようにすることもできます。自分がやりたいことを立っている時にやりましょう。

もちろん、ストレッチだけでも体がスッキリするのが分かります。

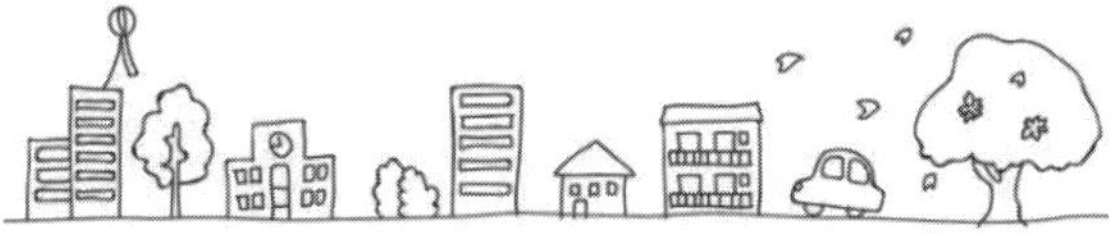

**さて、座りすぎ回避の工夫を日常生活に取り入れたら、もう１度、173ページの表で、１日何時間座っているかチェックしてみましょう。**

もし２～３時間減っていたら大きな変化です！まだ１日に座る時間の合計が８時間を超えている人は、さらに工夫してみましょう。８時間以下の人も、引き続き座る時間を減らせるとよいでしょう。

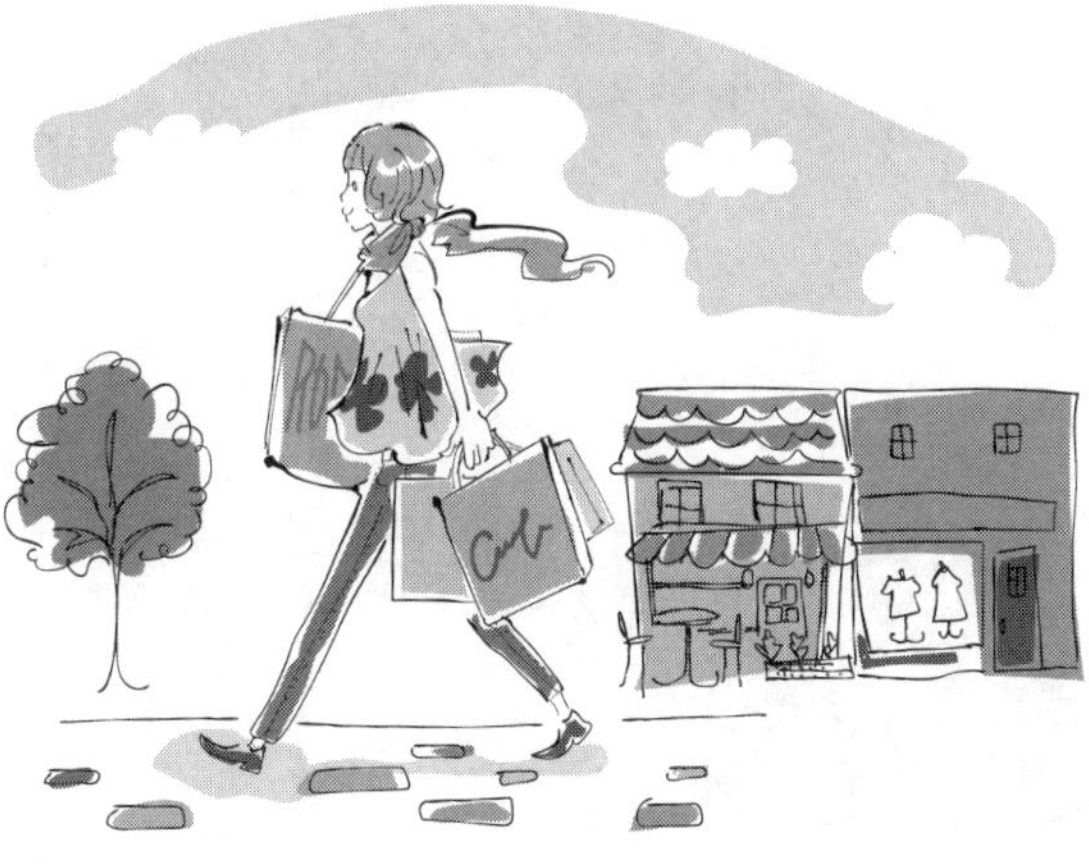

## 〈どうしても立てないときは〉
# 06：貧乏ゆすりでしのぐ

どうしても立つのが難しい時もありますよね。そんな時は、貧乏ゆすりをしてみましょう。

行儀が悪い、と注意されてしまいそうな貧乏ゆすりですが、じつは様々な健康効果があります。**足の血液を心臓に戻す役割をもつ「ふくらはぎ」を小刻みに動かすことで、血行がよくなり体温が上昇します。**実際、国立長寿医療研究センターの実験では、5分の貧乏ゆすりで皮膚の温度が約2度上がったことが報告されています。貧乏ゆすりは、冷え症の改善だけでなく、血行がよくなることで、むくみ解消やエコノミークラス症候群の予防、集中力向上にも繋がります。

誰かの気を散らすほどではないときなどには、さりげなくやってみましょう。

〈どうしても立てないときは〉
# 07：背筋を伸ばして座る

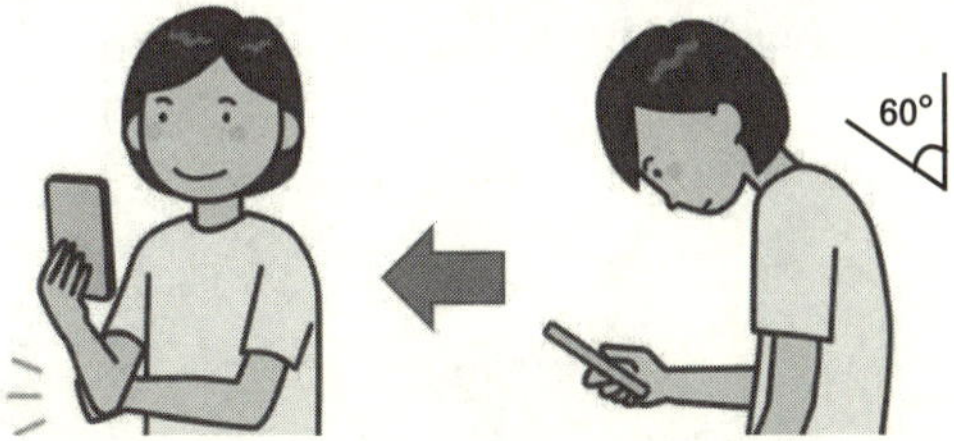


前かがみで座っていると、呼吸は浅く血流が悪くなり、首や肩に負担がかかります。**頭の重さは大体5キロですが、頭を前方に30度傾けると首に18キロも力がかかります。**背筋をピンと伸ばし、首も真っすぐにして座りましょう。

スマホなどに集中して60度傾けると、なんと27キログラムの力が！
これは柴犬約3匹分です。

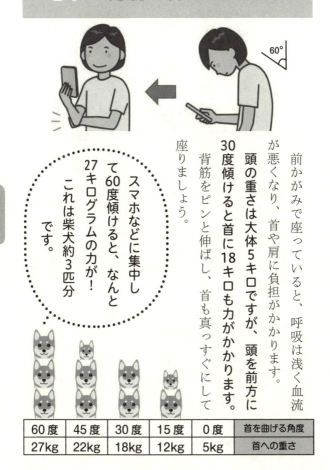

| 60度 | 45度 | 30度 | 15度 | 0度 | 首を曲げる角度 |
|---|---|---|---|---|---|
| 27kg | 22kg | 18kg | 12kg | 5kg | 首への重さ |

## 《立った時に簡単にできる筋トレ・ストレッチ》

# 坂を上り下りするイタリアの高齢者 世界で一番長生き！

イタリアのサルディニア島は、男性の長寿率が世界で一番。なぜでしょう？男性は羊飼いが多く、高齢になっても毎日何キロも歩き、山が多いので急な坂道を何度も上り下りしているそう。家畜の世話や野菜栽培をしている女性よりも、毎日足腰を鍛えている男性の方が長生きしているのです。

**筋肉は何歳になっても増やせます。**
楽しく筋トレしていきましょう！

世界各国の比較調査では、日本人がもっとも座る時間が長いと報告されています。

# 座りすぎリスク回避のストレッチ

**1. つま先立ち　その1**

椅子の背を持ち、両足のかかとをゆっくり上げて2秒ほどキープしてから降ろすを数回繰り返します。

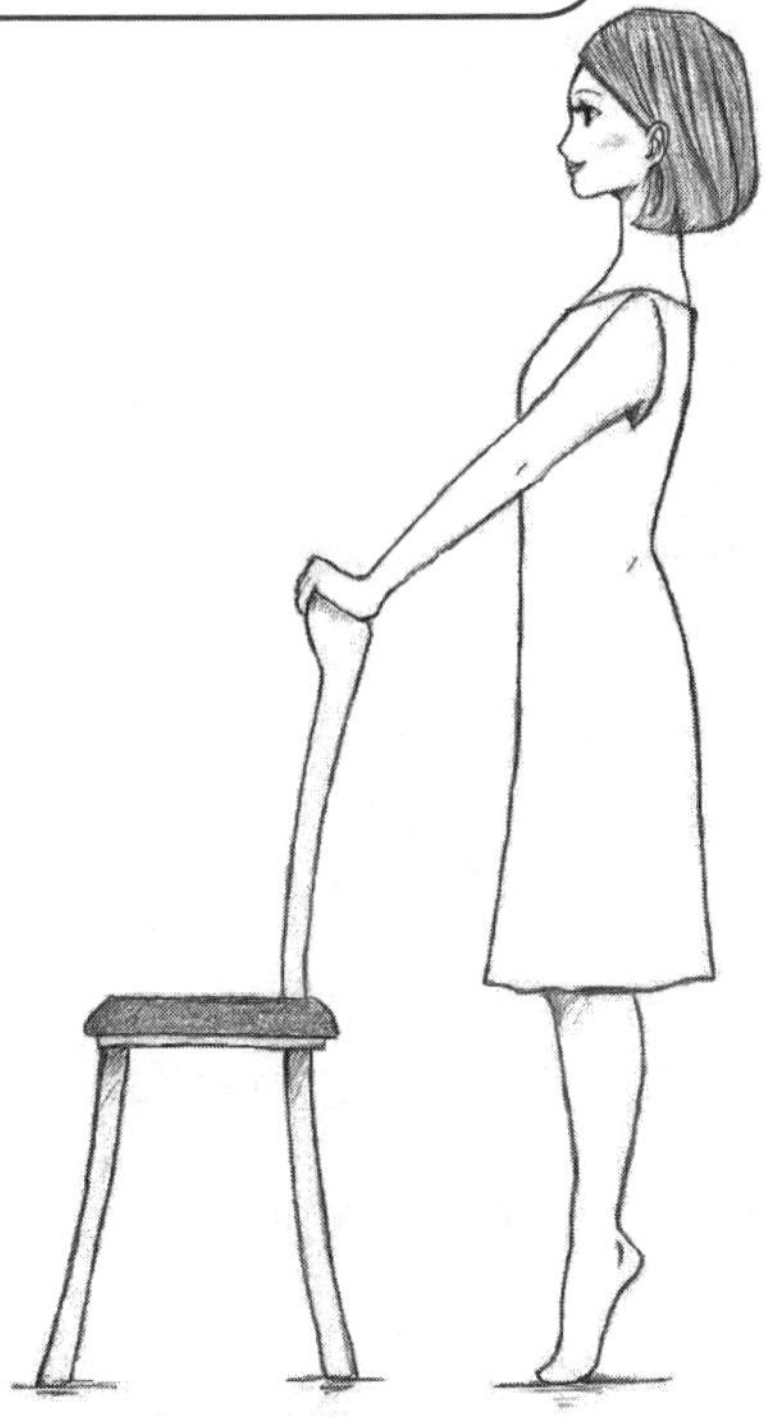

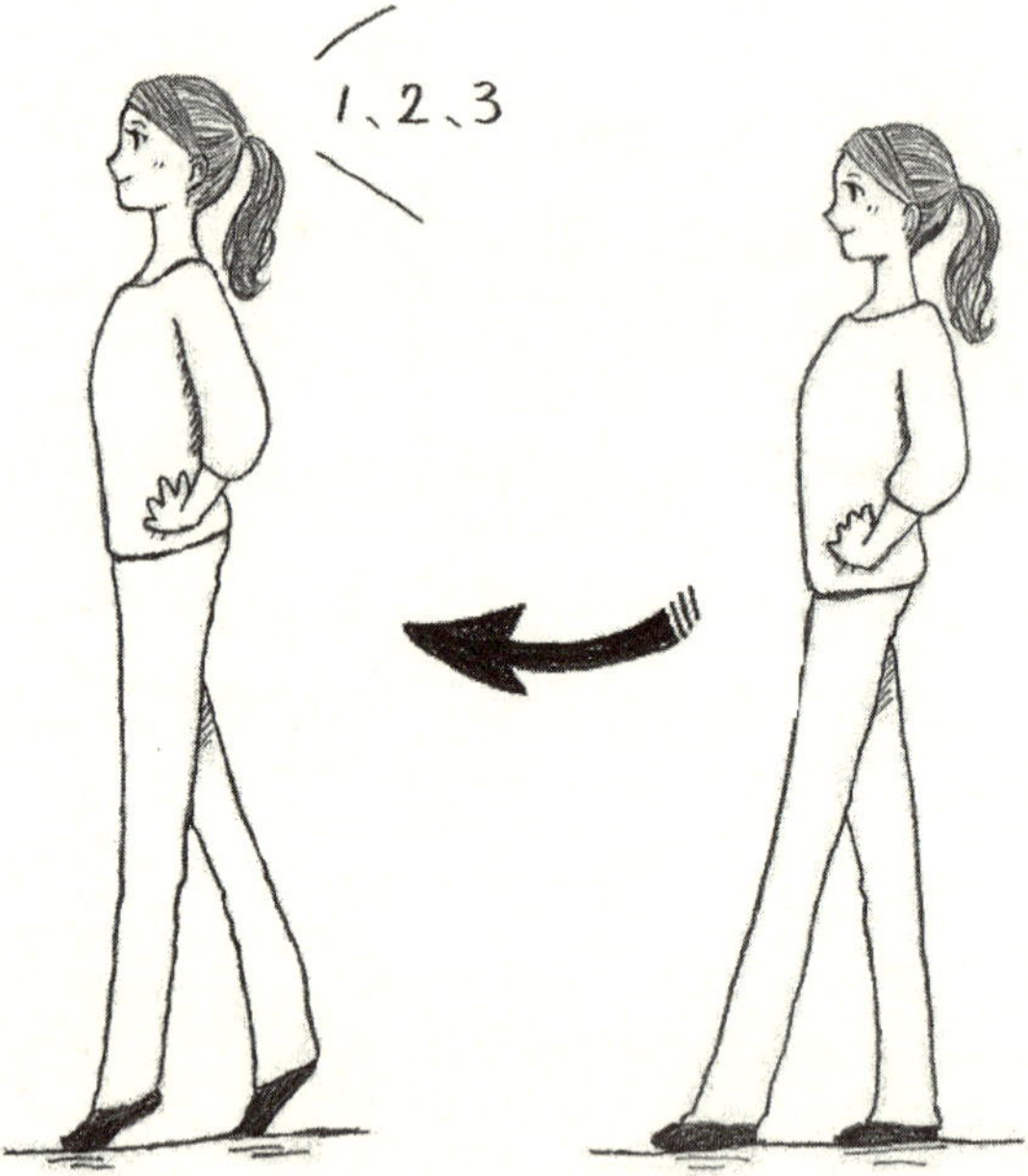


## 2. つま先立ち　その2

① 両手を腰に当て、左足を一歩前に
出して両足でつま先立ちになります。

自然と前方に重心が移るので、
その姿勢を３秒キープします。

★ふくらはぎの筋肉は、脚の血液を心臓に戻すはたらきをしており、これらの運動で脚の血液が心臓に戻りやすくなります。

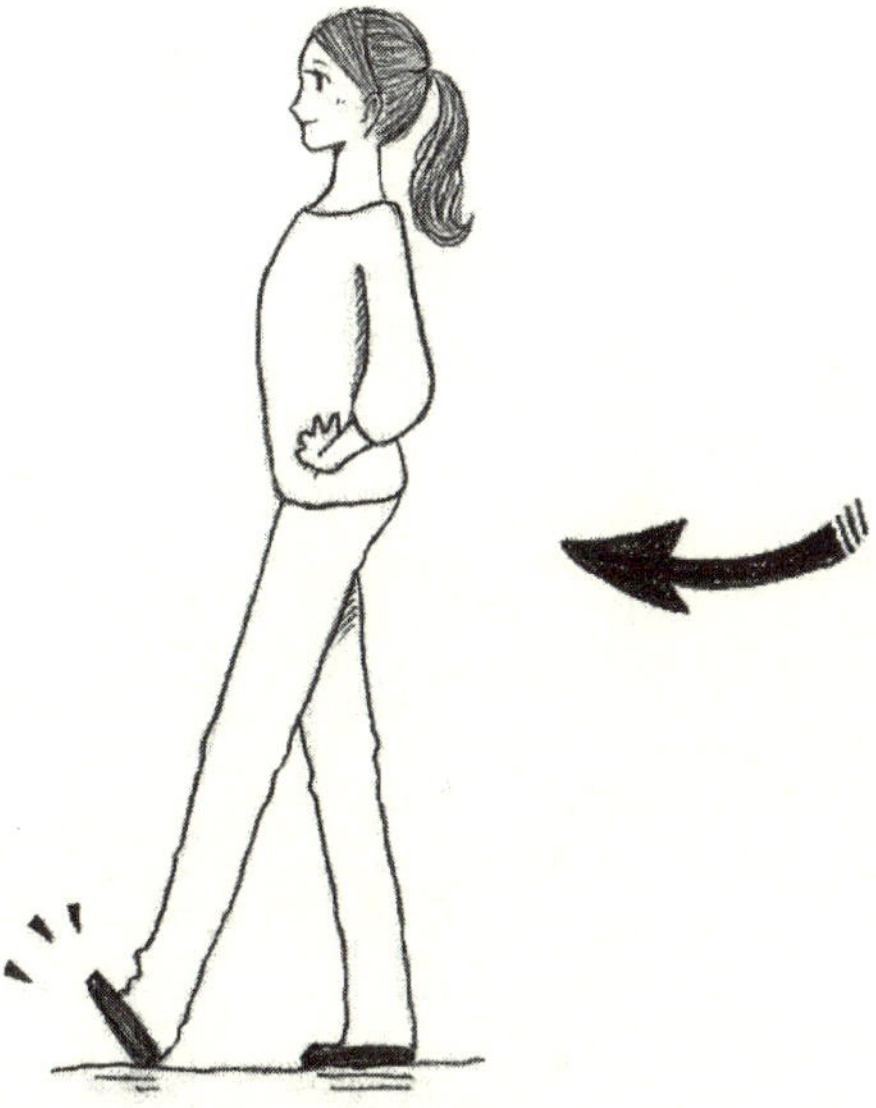

② かかとを下げて、後方に戻ると同時に、左のつま先をピンと上に向けます。

　4～5回繰り返したら、右足を前に出して同じ動作を繰り返します。

★お尻と太ももの外側の筋肉を鍛えます。

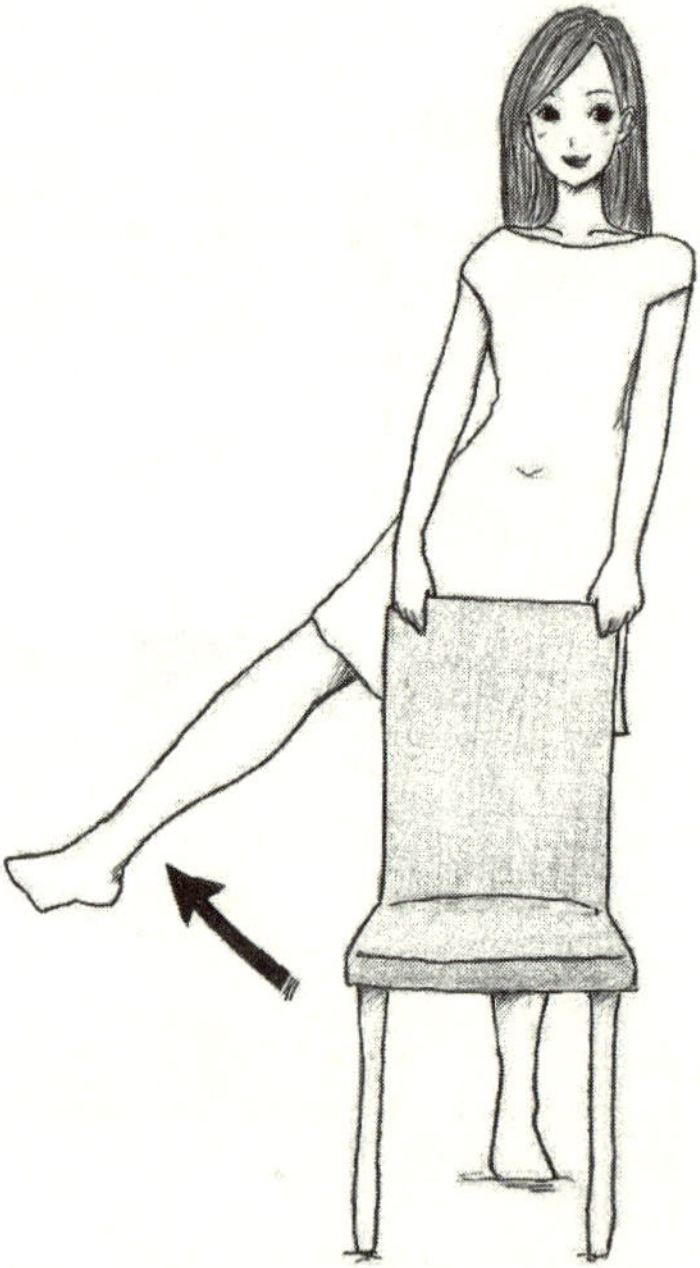

### 3．足の横上げ

椅子の背を持ち、右足を横に45度上げます。上げれば上げるほど負荷がかかるので、少しつらいと思うところで止めます。

5秒キープ。

左足を同様に上げます。

両足を何セットかやります。

## 4．胸椎(背骨)ストレッチ

① 肩幅に足を開いて立ち、手を後ろに回します。片方の親指をもう片方の手で握り、握った手を反対の手の平で覆います。
　視線は水平で。

★縮こまりがちな胸椎の動きをよくするので、猫背を直し、首・肩の凝りを改善・予防します。

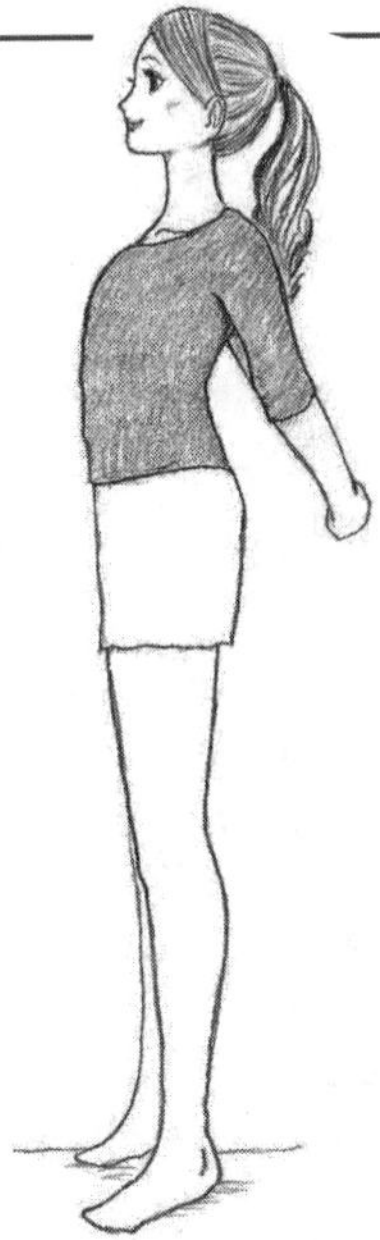

② 顎を引き、ひじを伸ばします。握ったままの手を少し持ち上げ、胸を反らして、腕を斜め後ろに引っ張り、そのまま 10 秒キープ。

## 5．ジャックナイフ・ストレッチ

**転倒に十分注意し、高齢者や持病のある人は医師に相談の上、行なってください。**

①膝を曲げて、胸と太ももをくっつけて前かがみになります。

②両手で足首を後ろから掴みます。

③お尻をゆっくり上げて、伸ばせるところまで膝を伸ばし、10 秒キープ。

※胸と太ももがなるべくくっついていることがポイントです。
※膝は伸び切らなくてもＯＫ。３～５セットやります。

★固くなった太ももの裏の筋肉（ハムストリング）を柔らかくし、腰痛を予防・改善。体の柔軟性をアップし、足のだるさも解消します。

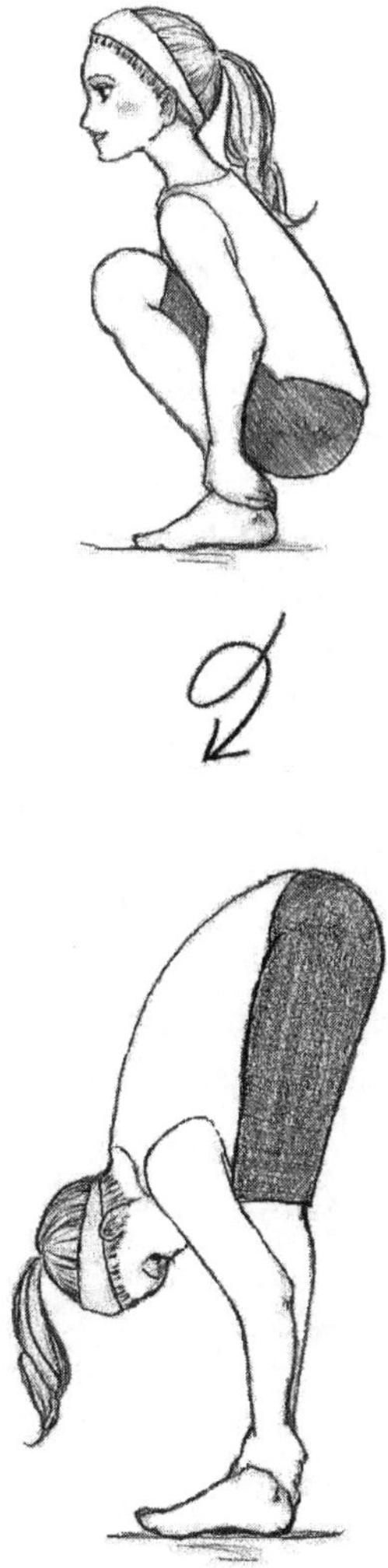

〈コラム　栄養価の高い食品②〉

# “野菜の王様” アルファルファ（ムラサキウマゴヤシ）

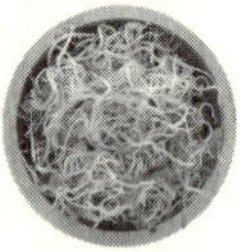

## 栄養・効果

▶酵素やビタミン、ミネラル類、食物繊維を豊富にバランスよく含む。**抗酸化作用、むくみ改善、毒素の排出、消化促進、コレステロール値を下げる、血栓予防、便秘の改善、骨粗鬆症予防**など。

▶大豆以上のアミノ酸含有量で、**疲労回復、老化防止、成長促進、代謝促進**の効果。9つの**必須アミノ酸すべて含有**。

▶豊富なビタミンAで美肌効果。

▶強壮剤にも使われ、成長ホルモンの分泌に欠かせないアミノ酸のアルギニンも豊富。

## 選び方・食べ方

根に透明感があり、ハリ・ツヤのよいものを選ぶ。サラダ、炒め物、付け合わせ、何にでも合います。日持ちはあまりしないので、なるべくその日のうちに食べきりましょう。

## 注意点

種に含まれるカナバニンという成分は毒性もあるので摂りすぎない。特に全身性エリテマトーデスやリウマチのある方は注意。

CHAPTER6

# 睡眠不足が人生をダメにする

足りていません、日本人の睡眠量

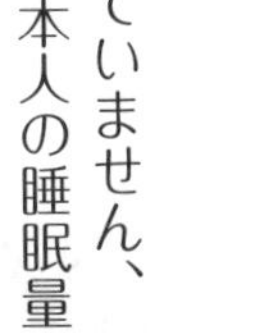

大人だけでなく、子供や若者にも夜型の生活が広がり、慢性的な睡眠不足の問題は国としても個人としても深刻になっています。
ちょっとした生活習慣を変えることで体のリズムを整え、疲れを明日に持ち越さない満足感のある眠りを手に入れましょう。

# 6時間では足りないかも！　慢性的に寝不足の日本人

人間の一生の3分の1を占める睡眠時間。眠っている時間は仕事や勉強も進められないし、寝ている時間が長いとなんだか罪悪感がわいてくる、という方も多いかもしれません。

働き盛りの世代では6時間寝られたらまあよい方だ、という方は多いのではないでしょうか。

必要な睡眠時間は正確には人によって差がありますが、最新研究によれば、じつは**多くの人にとって6時間睡眠では体は充分な回復ができず、健康やパフォーマンスに**

**悪影響を与えている**ことが分かっています。

厚生労働省の「国民健康・栄養調査」によると、成人男女の約40%は平均睡眠時間が6時間未満だったにもかかわらず、睡眠で休養が十分にとれていないと回答した人はわずか20%ほどでした。

つまり、睡眠時間が足りていると思っている人でも、じつは自覚していない睡眠不足が積もり積もって、知らないうちに大きなミスや病気を誘発している可能性があるのです。

まずは、次頁からのセルフチェックで自分が睡眠不足かどうか確認してみましょう。

# アテネ不眠尺度

世界保健機関が中心になって設立した「睡眠と健康に関する世界プロジェクト」が作成した国際規格の不眠症判定法

次に示す8項目で、過去1ヶ月間で少なくとも週3回以上経験したものについて、選んでください。

**問1 寝つき（布団に入ってから眠るまでの時間）は？**
・いつも寝つきはよい（0点）
・いつもより少し時間がかかった（1点）
・いつもよりかなり時間がかかった（2点）
・いつもより非常に時間がかかったか、まったく眠れなかった（3点）

**問2 夜間、睡眠途中に目が覚めることは？**
・問題になるほどではなかった（0点）
・少し困ることがあった（1点）
・かなり困っている（2点）
・深刻な状態か、まったく眠れなかった（3点）

**問3 希望する起床時間より早く目覚め、それ以上眠れないことは？**
・そのようなことはなかった（0点）
・少し早かった（1点）
・かなり早かった（2点）
・非常に早かったか、まったく眠れなかった（3点）

**問4 総睡眠時間は足りているか？**
・充分である（0点）
・少し足りない（1点）
・かなり足りない（2点）
・まったく足りないか、まったく眠れなかった（3点）

**問 5 全体的な睡眠の質についてどう感じているか？**
・満足している（0点）
・少し不満（1点）
・かなり不満（2点）
・非常に不満か、まったく眠れなかった（3点）

**問 6 日中の気分はどうか？**
・いつも通り（0点）
・少しめいった（1点）
・かなりめいった（2点）
・非常にめいった（3点）

**問 7 日中の身体的および精神的な活動については？**
・いつも通り（0点）
・少し低下した（1点）
・かなり低下した（2点）
・非常に低下した（3点）

**問 8 日中の眠気はどうか？**
・まったくない（0点）
・少しある（1点）
・かなりある（2点）
・激しい（3点）



**判定**

選んだ項目の点数をすべて足します。
その合計点が、
**1～3点** → 睡眠障害の心配はありません。
**4～5点** → 不眠症の疑いが少しあります。
**6点以上** → 不眠症の疑いがあります。
専門家に相談が必要です。

## エプワース眠気尺度

どのような時に、どれくらい眠気を感じるか、
日中の眠気を評価するためのテストです。

**問 1 読書をしているとき、眠ってしまうことは？**
・眠くなることはめったにない（0 点）
・ときどきは眠くなる（1 点）
・眠くなることが多い（2 点）
・いつも眠くなる（3 点）

**問 2 テレビを見ているとき、眠ってしまうことは？**
・眠くなることはめったにない（0 点）
・ときどきは眠くなる（1 点）
・眠くなることが多い（2 点）
・いつも眠くなる（3 点）

**問 3 人の大勢いる場所で座っているとき（会議や映画館など）に眠ってしまうことは？**
・眠くなることはめったにない（0 点）
・ときどきは眠くなる（1 点）
・眠くなることが多い（2 点）
・いつも眠くなる（3 点）

**問 4 他の人が運転する車に 1 時間くらい休憩なしでずっと乗っているとき、眠ってしまうことは？**
・眠くなることはめったにない（0 点）
・ときどきは眠くなる（1 点）
・眠くなることが多い（2 点）
・いつも眠くなる（3 点）

**問 5 午後横になって休んでいると眠ってしまうことは？**
・眠くなることはめったにない（0 点）
・ときどきは眠くなる（1 点）
・眠くなることが多い（2 点）
・いつも眠くなる（3 点）

**問 6 座って人と話しているとき、眠ってしまうことは？**
・眠くなることはめったにない（0 点）
・ときどきは眠くなる（1 点）
・眠くなることが多い（2 点）
・いつも眠くなる（3 点）

**問 7 お酒を飲まず、昼食後、静かに座っているとき、眠ってしまうことは？**
・眠くなることはめったにない（0 点）
・ときどきは眠くなる（1 点）
・眠くなることが多い（2 点）
・いつも眠くなる（3 点）

**問 8 自分で車を運転していて、渋滞や信号待ちのときに眠ってしまうことは？**
・眠くなることはめったにない（0 点）
・ときどきは眠くなる（1 点）
・眠くなることが多い（2 点）
・いつも眠くなる（3 点）



**判定**

選んだ項目の点数をすべて足します。

合計点数が **11 点以上**　→　何かの病気が原因で強い眠気が起こっている可能性があります。
内科医や専門医を受診することをおすすめします。

## 睡眠時間チェック

□ 時間を気にせず寝られる環境（日光が入らない、時計がない）だと、普段より2時間以上長く寝られる

→ 慢性的な睡眠不足の可能性があります。

## 起床4時間後の睡気チェック

□ 本来なら体が一番活発に活動している「起床してから4時間後」に眠気を感じる

→ 睡眠が足りていないかも知れません。

## 入眠にかかる時間チェック

□ 布団に入ったらすぐ眠りに落ちてしまう

→ 睡眠不足かもしれません。
睡眠時間が充分足りていれば、入眠までまどろむ時間があります。

いかがでしたか。

とはいえ、ただ眠るだけなんて健康法というほどのことでもない、と思われるでしょうか。また、短時間睡眠で効率よく仕事をこなすのが理想のイメージだ、と思われる方もいるかもしれません。

次頁からは次の3つのポイントから睡眠の重要性をご紹介していきます。

## ◎睡眠不足が招く病気やトラブル

## ◎いつもの睡眠は大丈夫？

## ◎眠りの質を上げる習慣

## 1 がんになりやすくなる

**睡眠不足で免疫力が低下すると、体は内外からの病気を防げなくなる。**

睡眠の重要な役割のひとつは、**免疫力を高める**ことです。免疫は体の中でナチュラルキラー（ＮＫ）細胞をはじめ、多くの免疫細胞という細胞が協力し合って、体に害となる細菌やウイルスの侵入を防いだり、がん細胞など有害な細胞を排除する機能ですが、慢性的な睡眠不足でこの免疫の機能が低下します。

また、米国シカゴ大学のマウスを使った研究では、睡眠不足によってがん細胞の増殖が加速したことが確かめられています。

他にも、６時間以下しか寝ていない人では、７時間以上寝た人と比べ、**男性で前立腺がんの発症率が１・38倍、女性では乳がんの発症率が１・67倍に増加**していたという研究や、睡眠不足だと**予防接種をしても抗体が充分につくられない**などの報告があります。

## 2 認知症を引き起こす

### アルツハイマー病の原因物質は睡眠が足りないと脳にたまり続ける。

認知症のひとつ、アルツハイマー病の一因は、アミロイドβ《ベータ》やタウタンパク質と呼ばれる老廃物が脳にたまり、神経細胞を傷つけ、脳が萎縮《いしゅく》していくことだと考えられています。

これらの老廃物は眠っている間に脳から排出されるのですが、**睡眠時間が足りないと脳内に蓄積**し続けます。しかもこの蓄積は、**認知症発症の20～30年前から始まる**ため、働き盛りの若いうちから対処しておく必要があります。

健康な成人を対象にしたワシントン大学の研究では、刺激を与えて深い睡眠を妨げた場合、睡眠時間は変わらなくても脳の老廃物の蓄積率が増えたことから、**睡眠は量だけではなく質の改善も必要**であることが分かっています。

## 3 怒りや不安が増大する

**睡眠不足だと冷静な判断力が鈍り、神経過敏やパニック障害になりやすくなる。**

脳の中では、好き嫌いや恐怖、不安、怒りなどの感情を司る「扁桃体《へんとうたい》」のはたらきを「前頭前皮質」が理性的な状況判断をして抑制しています。しかし睡眠不足だとこの前頭前皮質の活動が低下します。

その結果、抑制の効かなくなった扁桃体は過剰に反応して、**感情のコントロールが難しく**なります。また、激しい動悸や不安の発作が起きる**パニック障害**に繋がることもあります。

さらに、睡眠不足だと精神のバランスを安定させる**セロトニンなどのホルモンの分泌も低下**するので、ますます感情に抑制が効かなくなります。

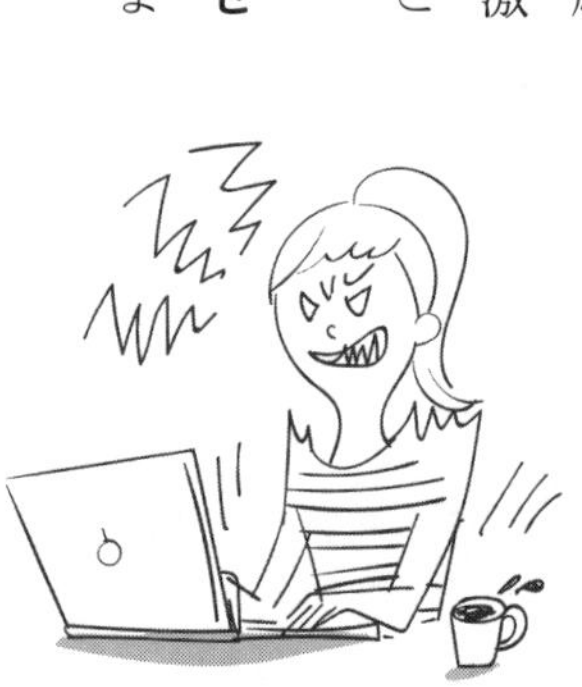

## 4 糖尿病やうつ病が悪化する

**血糖値が下がりにくくなり、うつ・糖尿病・睡眠不足の負のスパイラルに。**

イギリスの研究によると、**適正な睡眠時間に満たなかった人は2型糖尿病にかかるリスクが1・28倍、長すぎても1・48倍、まとまった睡眠がとれなかった人で1・84倍**に上るといいます。

これは血糖値を下げるインスリンの分泌が減ったり、上手くはたらかなくなることが原因しています。

米国での約1800人の双子を対象とした研究では、睡眠時間が多すぎたり少なすぎた場合、**適正な場合の倍近くも抑うつ症状の遺伝的リスクが上がった**という報告があります。

また、**うつ病の人の多くが睡眠に何らかの問題を抱えている**と言われています。

## 5 老化が加速する

**細胞レベルで老化が進み、肌荒れ、くすみ、しみ、シワなど、見た目にも気になる問題が。**

遺伝情報を運ぶ染色体の端にあり、細胞分裂のたびに短くなることから、**老化や寿命の指標として注目されている「テロメア」**。

イギリスの大学の研究によれば、睡眠時間が5時間以下の人のテロメアが最も短く、**7時間以上眠っている人が最も長く、細胞も若々しかった**とのことです。

アメリカの大学の調査では、70歳以上の高齢者において不眠症のある人はない人と比べ明らかにテロメアが短くなっていたそうです。

また、ポーラ・オルビスグループのポーラ化成工業株式会社が、睡眠不足で**肌のバリア機能**に必要な角層という層の構造が損なわれ、肌が乾燥してしまうことを解明しています。

## 6 太る

### 食欲増進ホルモンの分泌が増えるほか、脳が太りやすい食べものを選ぶようになる。

睡眠時間が減ると肥満に繋がる理由のひとつはホルモンにあります。睡眠時間が減ると夜に多く分泌される成長ホルモンが足りずに、代謝の悪い痩せにくい体質になってしまいます。また睡眠不足だと、食欲を抑制するレプチンというホルモンが減り、**食欲を増進するグレリンというホルモンの分泌が増える**ことが分かっています。

さらに、シカゴ大学の実験では、睡眠不足の状態のとき、空腹感や食欲が増し、睡眠不足でないときに比べて、**高カロリーで高炭水化物のいわゆる「太りやすい」食品が食べたくなる**傾向があることが報告されています。

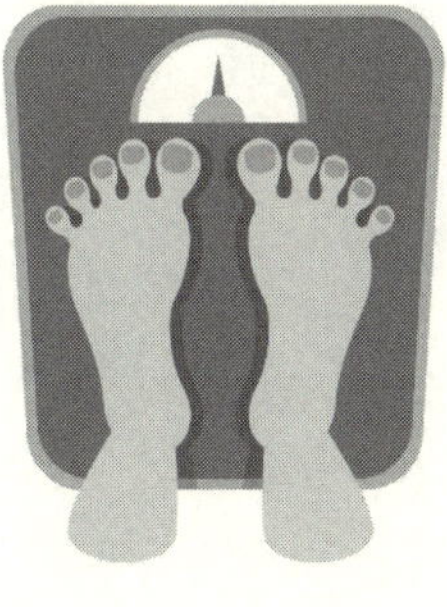

## 7 致命的なミスや事故を起こす

### 知らないうちにたまった「睡眠負債」が大きな失敗や事故の隠れた原因に。

**睡眠不足は自覚のないうちに蓄積していく**ことが分かってきており、病気のみならず、一見無関係に思える**大きな事故、失敗やトラブルの隠れた原因**になっている可能性が出てきています。

アメリカの大学による睡眠時間と注意力・集中力の関係を調べる実験で、**6時間睡眠のグループの注意力と集中力は、たった2週間で、2日間徹夜したグループと同じ状態にまで低下**したのです。さらに怖いのは、6時間睡眠グループには**眠気などの自覚症状はあまりなかった**ということです。

取り返しのつかないミスをする前に、睡眠不足を解消しましょう。

## 8 寝ない子はキレやすくなる

**充分眠らせないと子供の脳の発達に悪影響。学力にも大きな差が。**

**子供の脳の発達にとって睡眠不足は大敵**です。しかし０〜３歳の子供を対象とした２０１０年の調査では、**日本の子供の睡眠時間は11・6時間と17ヶ国中で最も短く、**最長のニュージーランドより２時間も短かったとのことです。

大人より睡眠時間が必要な子供にもスマホの利用や夜型生活が広がっていることで、**イライラしたりキレやすくなる**子が増えています。

**よく眠る子の方が学力が高い**という報告は各国で出ていますが、日本でも、広島県教育委員会の調査で、５時間以下の睡眠時間の子供と比べ、**8〜9時間の子供は国語や算数で約20点、点数が高い**などの結果が出ています。

睡眠

# 何時間眠るのがベストなのか。

## 【7時間を基準に個人差あり】

睡眠時間は短すぎても長すぎてもよくありません。最適な睡眠時間には**個人差がありますが、成人では一般的に7時間程度**と言われています。

中には平均より短くても大丈夫な人、より長く必要な人もいます。日本では短時間睡眠でバリバリ働くことがもてはやされる風潮がまだ残っていますが、よく引き合いに出される3時間睡眠で有名なナポレオンも、彼の秘書の記録によればじつは7時間寝て、昼寝もしていたとか。天才アインシュタインや現役時代の王貞治氏も10時間以上眠っていたそうです。

睡眠の重要性を知る成功者も多くいます。例えば米アップルのCEO、ティム・クック氏は9時半就寝の4時半起きという早寝早起きの7時間睡眠。また、アメリカのリ

## 睡眠時間と死亡率

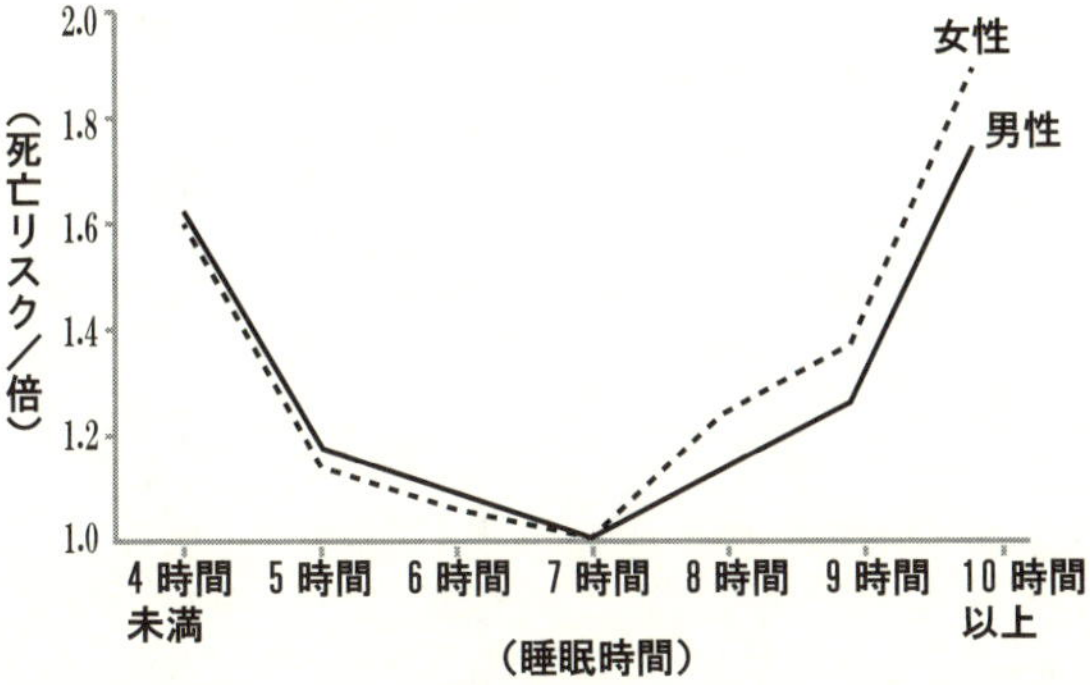


JACC Study より

ベラル系ニュースサイト「ハフィントンポスト」の創設者、アリアナ・ハフィントン氏は1日7〜8時間は眠るといい、**「睡眠時間の短さは自慢にならない」**と睡眠の重要性を語っています。

## 【短すぎは危険】

肉体的にも精神的にも過酷な職業のひとつである自衛隊で行なわれた実験では、2週間続けて**6時間睡眠だったグループの能力の発揮具合は酩酊状態と同じレベルにまで低下した**といいます。やはり、忙しくても一定以上の睡眠時間は必要です。

# やっぱり、寝だめはダメなのか。

## 【体内時計が乱れると睡眠の質が落ちる】

平日はどうしても寝不足で、休日は昼まで寝ている、という習慣を長く続けている方も多いかも知れません。

人間の体には1日の活動と休息の状態を一定のリズムで切り替える「体内時計」というはたらきがあります。また一方で、体は起きている時間に比例して眠りたいという欲求が強くなります。このため、普段睡眠不足で、休日に**「寝だめ」をすると、体内時計のリズムが狂い、睡眠の質を下げてしまいます。**休日だけ起きる時間が遅いと、そのぶん眠くなる時間がずれて、時差ぼけのように就寝するべき時間に寝つけないなどの弊害が出てしまうからです。どうしても平日の睡眠時間が削られてしまう場合は、**休みの前の夜に早く寝て、起床時間をなるべく変えない**などの工夫をすると「寝たはずなのにグッタリ…」といった週明けの不調も減らせます。

## 【腸が睡眠のリズムの鍵】

睡眠のリズムをつくるなど、睡眠と深い関わりのあるメラトニンは、主に腸でつくられるセロトニンが原料になっています。**腸内環境が乱れればメラトニンが充分に分泌されず、睡眠不足だと腸内環境が乱れる**という悪循環になります。

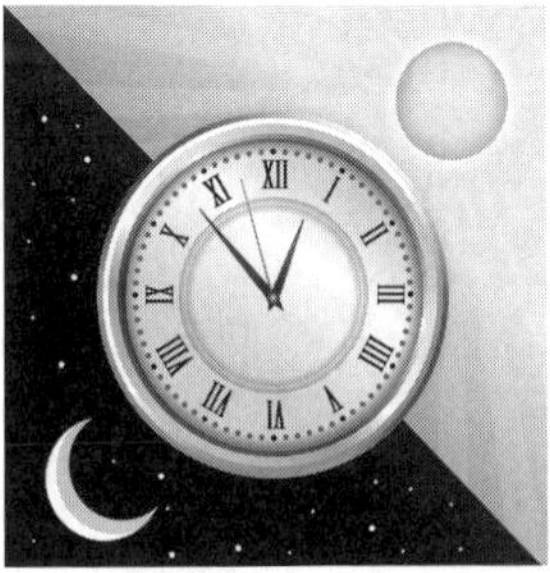

## 【通院した方がよいケースも】

慢性的な睡眠不足と似た症状でも、治療が必要な「睡眠障害」の可能性もあります。望ましい時間帯に眠れず、眠ってはいけないときに眠ってしまうなど社会生活に支障が出てしまうようなら通院も考えましょう。

# 「寝る間を惜しんで」は正しいのか。

## 【2つの眠りのはたらき】

寝る間を惜しんで働く、努力するということは日本人の美徳とされてきましたが、睡眠不足は仕事や勉強、技術の習得の効率を考えたときには問題です。最近では、睡眠にも重要な「役割」があり、そのしくみも分かってきています。

睡眠中には**「レム睡眠」と「ノンレム睡眠」**という質のちがう睡眠が、約90分を1セットとして交互に訪れます（左頁の図）。レム睡眠では体は緩み、脳は活動していて、記憶の整理・定着や、新生児の大脳を育成するという役割があります。また、ノンレム睡眠では、脳が休んだ状態となり、成長ホルモンが分泌され体の成長や修復がなされます。最近の研究では**ノンレム睡眠が最も深くなる寝付きの90分に良質な睡眠をとる**ことが、脳や骨、筋肉、肌、各臓器の成長や修復の鍵となることが分かっています。

## 【学習と睡眠はセット】

大事な試験やプレゼン前は、いくら見直しや練習をしても足りないような気がしてしまいます。

しかし、日中に学習したことや経験したことは、寝ている間に**「過去の記憶と結びつける」「技能として定着させる」「嫌な記憶として忘れる」**というように整理され、処理されています。

よいアイデアの元になる脳の情報処理も、運動能力の向上や、よい人間関係を構築するのに必要な感情のコントロールや情緒の安定も、睡眠時間を削っては充分になされないのです。

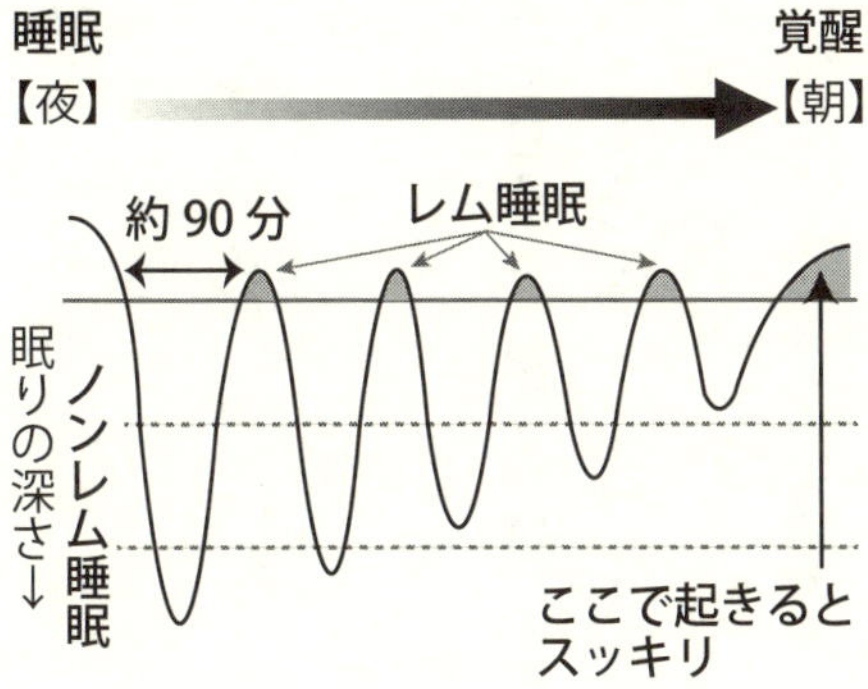


眠りのサイクルイメージ

# 01：起きたら朝日を浴びる

## 体内時計のリズムをリセット

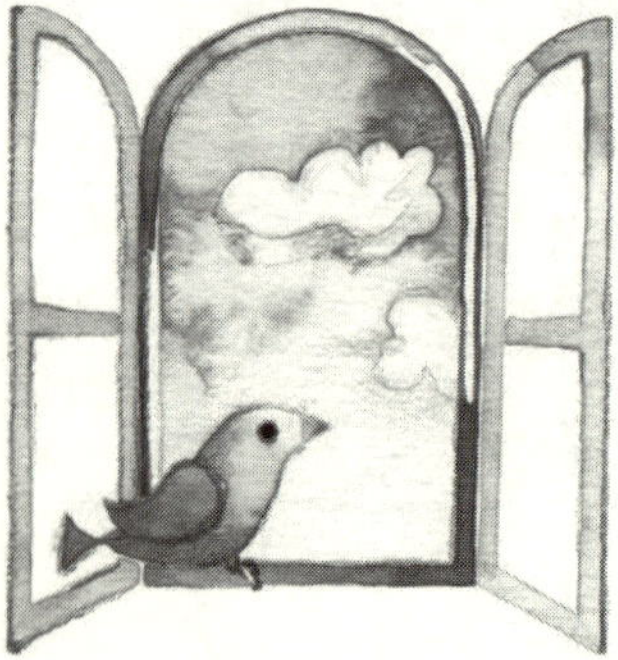

私たちの覚醒と睡眠のリズムを刻んでいる体内時計の周期は、多くの人が、1日24時間ちょうどではなく、それより少し長い時間だと言われています。つまり、太陽が昇って沈む自然の一日のリズムと、体内時計が刻む人間の睡眠と覚醒のリズムにはズレがあるのです。

ということは、放っておけば私たちはどんどん夜更かしの生活になっていくはずなのですが、そのようにはなりません。それは、**朝浴びる「光」が体内時計の調節の役割を果たしている**からです。

光を浴びると体内時計がリセットされ、脳の松果体《しょうかたい》から分泌される睡眠ホルモンであるメラトニン（154頁）の分泌が止まります。

晴れた朝の太陽光は、2万5千～10万ルクス以上の明るさがあり、**短時間でも朝日を浴びると、私たちの体は、再び自然に合わせた昼夜のリズムを刻み始める**のです。

曇りの日や雨の日の明るさでも、太陽光による体内時計のリセット機能ははたらきます。しかし、起きてからもずっと暗い部屋に閉じこもっていたりすると、体内時計はズレを補正できず、活動モードにもスイッチが入りません。

逆に、夕方から夜の時間帯に蛍光灯や電気スタンドなどの**明るい光を浴びると、体は活動モードに**入ってしまい、メラトニンの分泌が抑制され、眠りにつきにくくなってしまいます。

NG!

起床後に暗い部屋に閉じこもっていると、
体が活動モードになりません。

## 02：夕方から寝る前はカフェインを控える

眠気覚ましにコーヒーを飲むように、コーヒーに含まれる**カフェインには強い覚醒作用**があるので、眠る前はカフェインの入ったものを摂るのはやめた方がよいでしょう。

体に入ったカフェインの作用が続く時間には個人差がありますが、4～5時間で半分ほどになり、**すべてなくなるまでに8時間～最大14時間かかる**とも言われます。また、年齢が上がるとカフェインの分解にも時間がかかるようになります。

カフェインの効果は覚醒作用だけではありません。心拍の上昇、腎血流量の増加（利尿作用）、脳血管収縮（頭痛の改善）、気管支拡張作用など、全身に及びます。腎臓の血流量が増えると、尿が増えて夜中にトイレに起きる原因にもなりますので、これも睡眠の質を落とす一因になってしまいます。

**身近な飲料のカフェイン含有量（mg）**

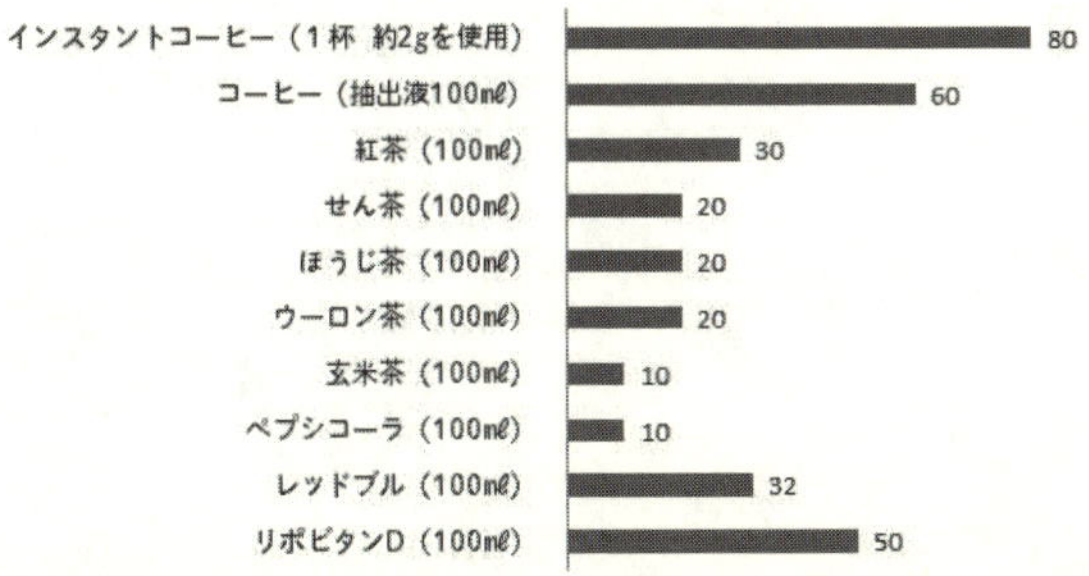


文部科学省「日本食品標準成分表2015年版」及び各社HPより作成

**質のよい睡眠のためには夕食以降にはカフェイン入りの飲み物を控えるのが理想**です。

カフェインはコーヒーだけでなく、**コーラやエナジードリンクなどにも意外と多く添加されている**ので成分を確認するようにしましょう。

適切に取り入れればメリットもあるカフェインですが、アルコールと同時に飲むと、酔っている自覚が薄れて深酒になり、健康へ悪影響を及ぼしやすくなるので注意しましょう。

**おすすめ**

眠る前の水分補給にはノンカフェインのハーブティー、麦茶などがおすすめ。

# 03：夕方に運動すると眠りに入りやすくなる

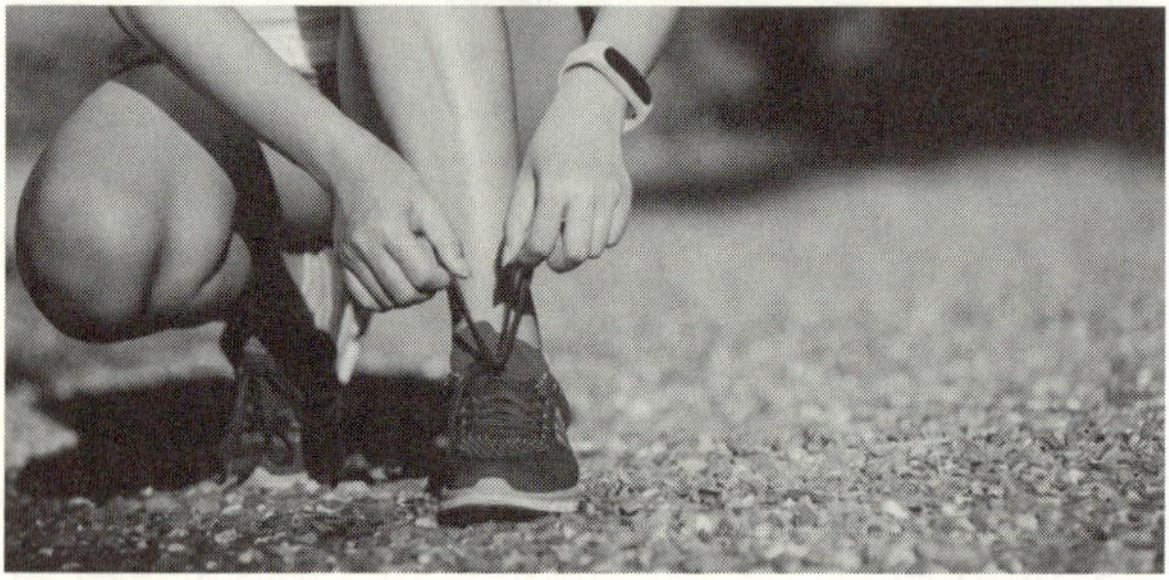

定期的に運動することは、健康を維持するためにとても重要です。基本的には仕事などの都合に合わせていつ行なってもよいのですが、**快眠のための運動という意味では夕方の運動がおすすめ**です。

運動によって体内温度が上がり、その後徐々に体内の温度が下がることで睡眠に入りやすくなるのです。

また、**夕方の運動は成長ホルモンの分泌を促す**とも言われています。成長ホルモンは幼少期や成長期だけでなく、生涯にわたって体を修復・維持するために大切なホルモンです。

特に筋肉に負荷を与えると運動後に成長ホルモンの分泌が高まるので、**筋トレは有効**です。睡眠中に成長ホルモンの分泌量が増加するので、早寝も大切だといえます。**運動後は、栄養を補うこともポイント**です。傷ついた筋肉に充分な栄養を与えることで筋肉が修復され、筋肉量が増えます。

**おすすめ**

できれば、運動後15分以内に、タンパク質や糖質、ビタミン、ミネラルなどの栄養価が高く消化・吸収のよい食べ物をとりましょう。

(例) プロテイン、あんパン、牛乳、豆乳、乳飲料、果汁100%ジュース、バナナなどの糖質が多い果物、ビタミンが豊富な柑橘類、液体もしくはゼリー状のスポーツドリンク、栄養補助食品 など

# 04：入浴は眠る2、3時間前に

体が睡眠に入るためのひとつのポイントは、**体温の変化**です。

人間の体温は、一日中同じではなく、朝起きてから少しずつ上がっていき、夕方頃に最も高くなります。そして、体温が下降してくると体は眠くなります。

眠る前に入浴すると、いったん**体温が上がり、その後速やかに下がるという落差ができることで眠りやすくなる**のです。タイミングとしては眠る時間の2〜3時間前がよいとされています。

入浴によって眠気を強めるためには、しっかりお湯に浸かって体温を上げることが大切です。季節や個人差もありますが、**一般的には40度前後のお湯に入る**のがよいでしょう。シャワーだけで済ませてしまう、という方もいると思いますが、シャワーだけだと体温が充分に上がらないので、なるべく湯船に入って温まりましょう。

ただし、**熱すぎるお湯は眠る前にはよくありません。**交感神経が興奮し、体が活動的になってしまうので入浴後になかなか眠れなくなってしまいます。

特に夏場は体温が高いまま寝床に入ってしまうと、そのまま体温が下がらず、かえって眠れなくなってしまうこともあります。入浴後、ある程度体温が下がってから寝床に入るようにしましょう。具体的には、季節にもよりますが、**入浴から最低でも1時間、できれば2時間以上あけると**よいでしょう。

NG!

シャワーだけだと熱めのお湯でも
体が充分に温まりません。



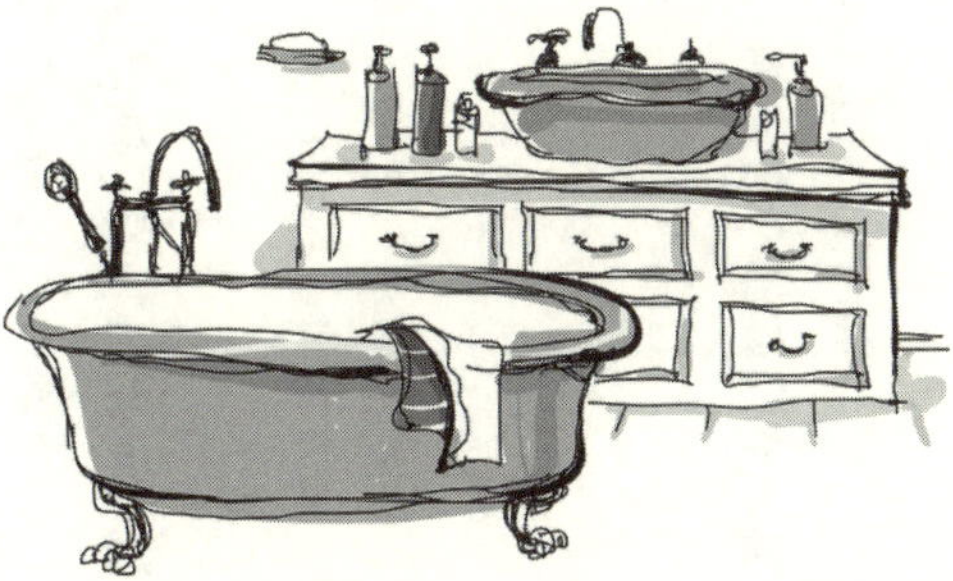

# 05：夏の夜は冷房を活用

睡眠不足というと、多くの人が夏の寝苦しさを思い起こすでしょう。**高温多湿の環境だと、熱がこもって体の奥の温度が下がらず寝付きにくく**なります。睡眠に最も適しているのは、**室温26度、寝具内33度、湿度は50～60％**とされています。しかし、冷房を一晩中つけていると寝冷えすることもあるので**1～2時間ほどのタイマー設定がおすすめ**です。

ただ、近年は猛暑がひどく、冷房が切れた途端に室内の気温が急上昇し、熱中症になることもあるので、朝まで睡眠用の極弱い冷房をかけておくのも手です。

扇風機を使う場合は、風を体に当てたまま寝ると低体温症になり、命の危険もあります。過去には死亡例もあります。**扇風機の風は壁や天井に向けて**使いましょう。市販の**冷感シートを使って頭や足を冷やす**のも有効です。

**冬場は室温を18度～23度に**調節し、寝具内を暖かくすれば寝付きやすくなります。

毛布と羽毛布団の場合、保温性が高まって暖かい布団の掛け方は、**「羽毛布団の上に毛布」**です。パジャマは着込みすぎたり、もこもこの素材だと寝返りが打ちにくくなるので、ちょうどよいものを選びましょう。

室温が低すぎると布団の中と外の温度差が大きくなり、布団から出るとき、特に**高齢者の方は血圧の急上昇や、脳卒中や心筋梗塞などを起こす**ことがあるので要注意です。

おすすめ

季節に合った睡眠環境を整えましょう！

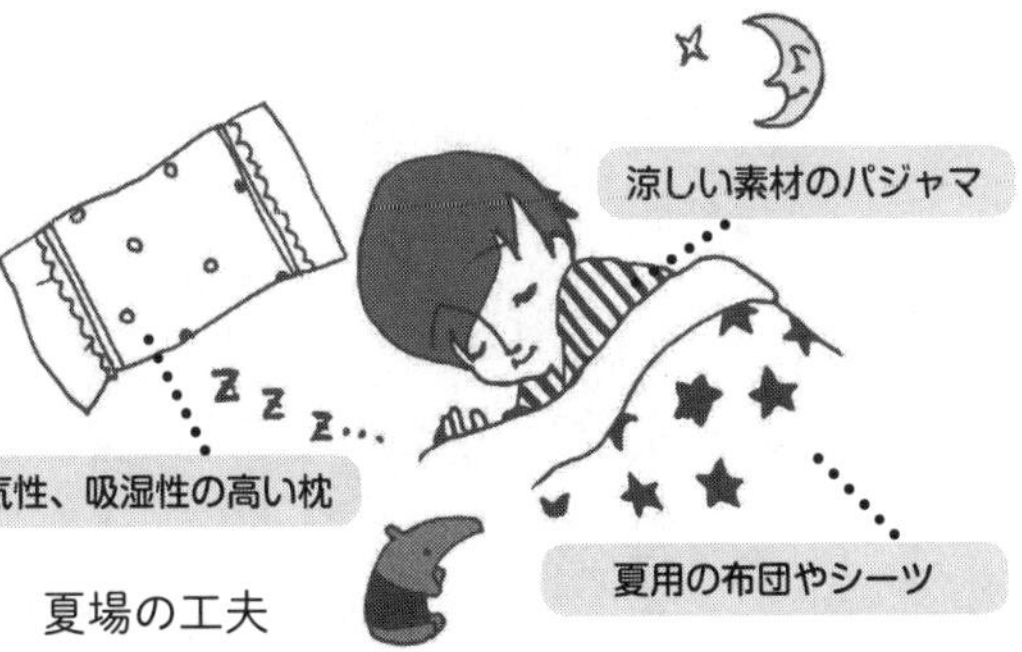
涼しい素材のパジャマ
通気性、吸湿性の高い枕
夏用の布団やシーツ
Z Z Z…

夏場の工夫

# 06：寝る前にスマホをしない

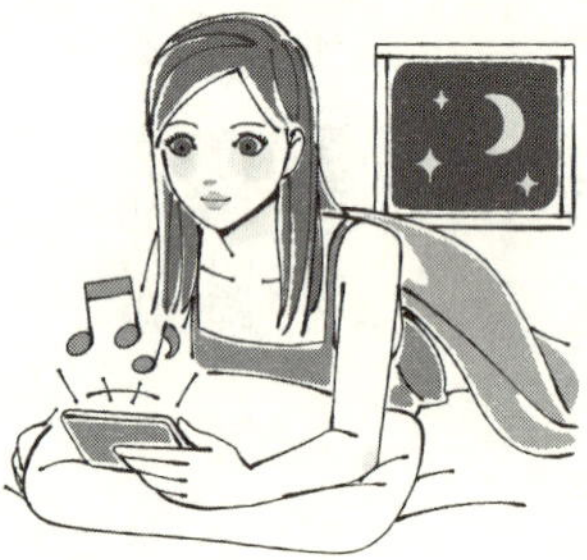

寝る前にスマートフォンを操作する習慣がある方は多いのではないでしょうか。しかし、質のよい睡眠のためには寝る1～2時間前からはスマホ操作はやめたほうがよいでしょう。

スマートフォンなどの画面から出ている**「ブルーライト」**は、光の中でもエネルギーが強く、目を刺激して脳を活性化させます。

就寝前にこの光を見つめると、**不眠症や睡眠障害を誘発する**危険があることが知られています。

この危険性は以前から世界中で指摘されていましたが、欧米が規制を始めたことで、日本の厚生労働省も2014年に「睡眠指針」を11年ぶりに改訂しました。改訂版では、中高生ら10代の間でも携帯電話が普及していることから、寝床についた後のスマホやゲームの使用が夜型生活を招くと警告しています。

アメリカの大学の研究では、バックライトのついたディスプレイ（スマホやパソコンなどの画面）を見続けると、**睡眠ホルモンのメラトニンの分泌が抑制されて、特に10代では入眠時刻が遅くなる**可能性があると指摘されています。スマホ、タブレット、ゲーム機などは、思っている以上に興奮をうながすため、**夜更かしの原因になったり睡眠の質を下げたりするのです。**

スマホやインターネット中毒に陥っている人の脳の状態は、**アルコール中毒やヘロイン中毒患者ときわめて似た損傷状態**だという研究もあります。

NG!

寝る前のスマホは百害あって一利なし！
就寝の1〜2時間前からはスマホ操作は控えましょう。

睡眠

# 07：寝室は真っ暗に

寝る前の照明は、「昼光色」と呼ばれる白や青白い色よりも、「電球色」という夕日のような**オレンジ色っぽいものを選び、少し照明を落として使うとよいです。**部屋が暖かみのある落ち着いた雰囲気になり、ゆったりとした気持ちになれます。

静かな音楽を聴くのもリラックスできて効果的です。

そして、寝室はできるだけ真っ暗にして寝ましょう。**体は思っている以上に光に敏感**で、時計の光や小さなルームライトでも光として感じとります。

真っ暗にすると不安を感じるという人は、弱い光の足元灯や、枕元に懐中電灯を置くなど、なるべく眠りを妨げないようにしましょう。

浴びる光を調節して質のよい睡眠をとるという意味では、**遮光カーテンを使って朝の光を遮って早くに目覚めてしまわないようにする**のもひとつの手です。起きてカーテンを開けて光を浴びれば、体内時計もリセットできます。

最近は**顔まわりや目に負担のかからないアイマスク**も売られていますので、試してみるのもよいかもしれません。

寝室のカーテンの色も、濃い色よりは柔らかな色合いのものがよいようです。光の三原色（赤、緑、青）や白、黒といったハッキリとした色は人に緊張感をあたえたり、精神を興奮させると言われています。

**おすすめ**

光をコントロールして
睡眠と覚醒のリズムをつくりましょう。



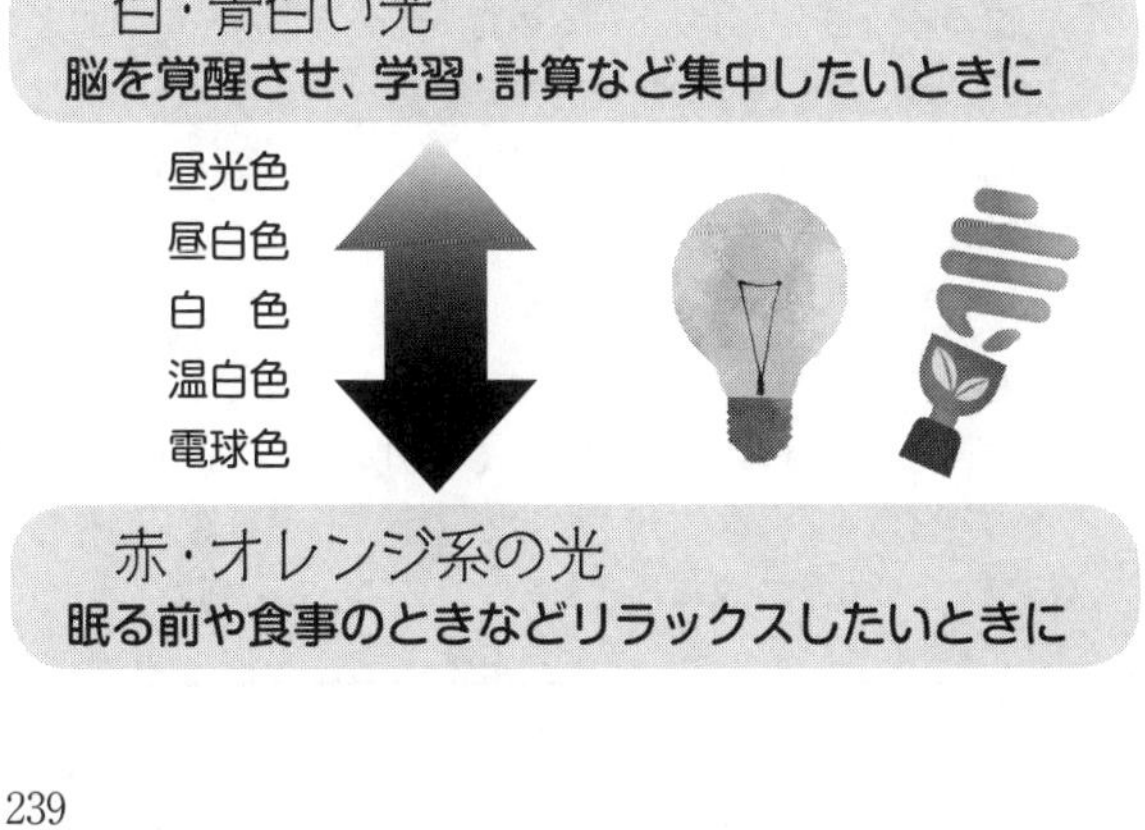

〈コラム　ポイントだけ知りたい！栄養素③〉

# 三大栄養素「タンパク質」のこと

## ◉タンパク質は筋トレやダイエットによい？

タンパク質は酵素やホルモンの材料になるほか、体そのものを作ります。体に入ったタンパク質はアミノ酸に分解され、必要なタンパク質に再形成されます。体を作ることができるアミノ酸は20種類で、目的に合わせ、組み合わせの違う約10万種類ものタンパク質が作られ、皮膚や髪、筋肉になります。**タンパク質が足りないと筋量が減り、基礎代謝も落ちてダイエットの効率も落ちます。**

## ◉動物性と植物性、どちらの方がいい？

肉、魚介類、卵や乳製品などに含まれる**動物性タンパク質の多くは人間の体内では作ることのできない９種類の必須アミノ酸を含んでいます。**一方、大豆や穀類、一部の果実や野菜に含まれる植物性タンパク質の多くには全ての必須アミノ酸が含まれてはいません。しかし動物性タンパク質に偏るとカロリーオーバーや内臓への負担となってしまうため、**両方から摂るのが理想的**です。

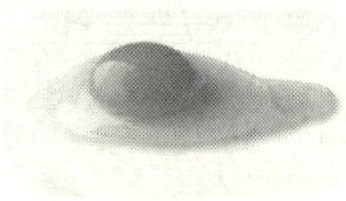

## ◉卵は１日１個？

卵の摂取とコレステロール値の上昇に因果関係はなく厚労省もこれまで１日１個としてきた考えを修正しました。健康な人は多く食べても問題ありませんが、１個100㎉あるので３個くらいまでがよいでしょう。**必須アミノ酸をバランスよくすべて含み、ビタミン、ミネラルも豊富！**

CHAPTER7

# 楽々！27の改善法

カンタンなコツで
相乗効果

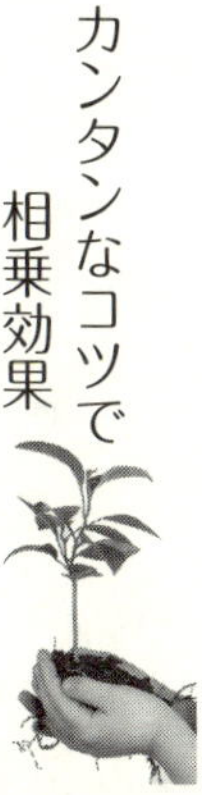

体に必要な栄養をとって、生活習慣を見直したら、それをなるべく長続きさせましょう。
そのために日常に簡単に取り入れられるコツをご紹介。
ストレスをためない、元気になるための知恵袋！

本章では、日常に簡単に取り入れられて、心と体が前向きになる生活改善のちょっとしたコツをご紹介します。

心の持ち方と健康の関係は、世界中で様々な研究が行なわれており、**明るく前向きな人の方が健康で長生き**だ、という結果が多く出ています。

とはいえ、生きていればストレスは尽きないし、健康的な生活習慣を始めてもだんだん後回しになって続かない、ということもあります。日々のストレスに対しては、なるべく上手に息抜きをしたり、ストレス発散したりすることが必要ですし、健康的な習慣も続けないとなかなか効果は出ません。

ここでは、すぐにできてやりやすいと思われるものから順に、**「今すぐできる」**編、**「日常に取り入れる」**編、**「休日や時間ができたとき」**編の3つに分けてありますが、できそうなもの、好きなものから実践してみてください。

# 「今すぐできる」編

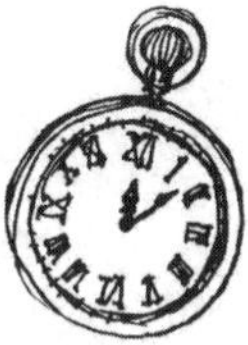

# 01 背筋を伸ばす

## ○○ 自然と心も前向きに ○○

よい姿勢の人は、**自信があるように見えたり、若々しく見えたりします。**

それに、背筋を伸ばすとそれだけで**気持ちも引き締まってくるような感じ**がします。

立っているとき、座っているとき、猫背になっているのに気が付いたら、すっと背筋を伸ばして、目線も少し上げてみてください。

姿勢がいいと、幸せホルモンの**セロトニンが出やすくなり、心も安定し、ネガティブな発想も出てきにくく**なります。

正しい姿勢は、**血流の悪化や基礎代謝の低下、肩こりも防ぎます。**

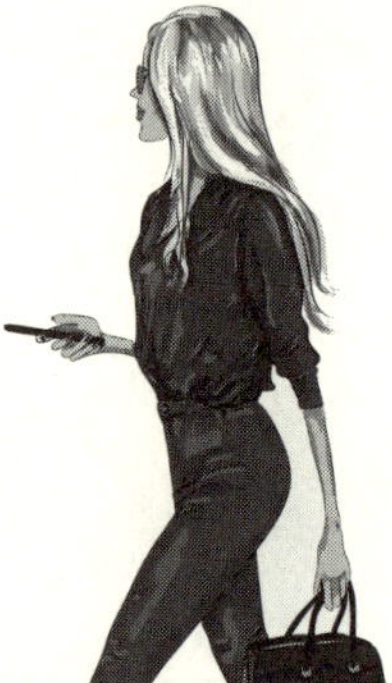

# 02 にっこり笑う

○○笑う門には福来たる○○

笑いたくても、とてもそんな気持ちになれないことは誰にでもあります。でも、少し落ち着いて気が向いたときには、口角を上げて微笑《ほほえ》んでみてください。どっぷりつかっていた悲しみや苦しみから一瞬離れたように感じられるかもしれません。

笑うと**幸せ感ややる気、ストレス解消に繋がるホルモンが分泌されるなど、笑いには科学的にもたくさんのプラスの効果**があることが知られています。

生死を分ける過酷な状況を生き抜いた人々が、そのときに**希望やユーモアを忘れなかった、**とコメントしている例も多くあります。

笑顔でいることは自分だけでなく周りの人にも影響を与えます。**自然な笑顔はその場の緊張をほぐし、相手を安心させる力**があります。

# 03 考えすぎない

## ○○考えない方がよいときもある・・○○

どんなことでも、必要以上にいろいろと考えすぎてしまうことは心身のバランスを崩す原因になりかねません。

問題の解決策を考えているようで、実際は心配しすぎているだけだったり、過去の嫌だったことを頭の中で何度も繰り返していたりはしませんんか。

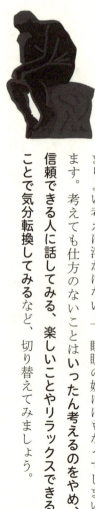

特に夜中などに悩んでいることについて考え始めたりすると、感情過多になり、あまりよい考えは浮かばない上、睡眠の妨げにもなってしまいます。考えても仕方のないことは**いったん考えるのをやめ、信頼できる人に話してみる、楽しいことやリラックスできることで気分転換してみる**など、切り替えてみましょう。

# 04 やることを書き出す

◎優先順位を確認◎

やることが多いと、焦りや混乱で頭がパンパンになってしまいます。

いろいろな対処法がありますが、限られた時間で多くの仕事をこなさなければならない場面では、**やることを紙にすべて書き出し、進める順番や所要時間を決め、終わったらチェックを入れていく**のがよい方法です。

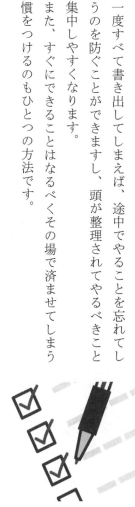

一度すべて書き出してしまえば、途中でやることを忘れてしまうのを防ぐことができますし、頭が整理されてやるべきことに集中しやすくなります。

また、すぐにできることはなるべくその場で済ませてしまう習慣をつけるのもひとつの方法です。

# 05 気持ちを書き出す

## ◎自分を客観視◎

つらいことがあったり大きな壁にぶつかったとき、頭からそのことが離れずにどんどん大きくなっていくような気がしてしまいます。また、やるべきことは分かっているのに、感情的な引っかかりが気になっているとなかなか集中できません。

そんなとき、多くの人にとって有効な対処方法のひとつは、感じている本当の気持ちや感情を書き出すことです。はじめは抵抗を感じるかも知れませんが、**気持ちに向き合って文字にし、外に出すことで解放される感覚を実感できるでしょう。**

その場で何か問題がすぐに解決することはなかったとしても、問題は思っていたよりも小さなことだったと気付いたり、頭で考えているだけのときよりも具体的な解決策が見えてくることもあるかも知れません。

# 「日常に取り入れる」編

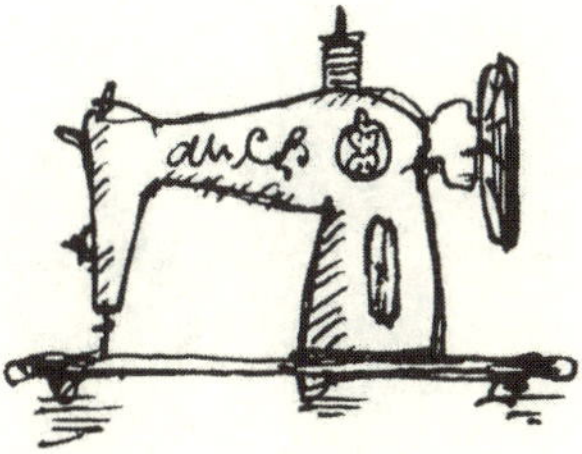

# 06 美味しく食事

○○よく噛んで、できれば笑顔で○○

イヤなことや心配事があると食欲が落ちたり暴飲暴食をしてしまったりと乱れがちになる食。

中には、「忙しいから、食べられるときに食べられるだけ食べる」という人もいるようですが、なるべく**規則正しく、感謝して、よく噛んで食べる**ようにすると、気持ちも安定し、健康効果も大きいです。**旬の食材は味もよい上に値段も安く**なっています。また、**その時期の体にとって必要な栄養素が豊富に含まれています。**食材の生命力を感じながら四季を味わってみましょう。

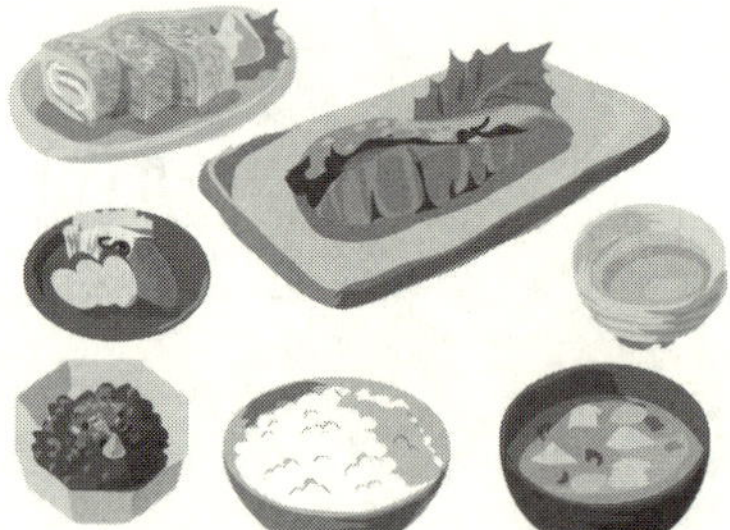

# 07 おしゃべりする

○○脳が活性化！○○

気持ちがふさいでいるとき、何でもない会話をしただけなのになんとなく気分が晴れた、といった経験はありませんか。**気心の知れた人とおしゃべりすると、リラックスできたり、信頼関係を深めることができます**。また、自分とは違う年齢層、職業の人たちと交流することも脳にとってはよい刺激となります。

おしゃべりは何気ない行動のようで、意外にも脳のいろいろな場所を使うので、脳を活性化し、認知症予防になるとも言われています。

脳が活性化することは大事で、運動不足で体がなまるように、**脳も使わなければ衰えます**。脳は他にも**指先を使った細かい作業をするときや、感動したり、好きなことに没頭しているとき**にもよくはたらいています。

# 08 おしゃれして出かける

## ◦◦ 適度な刺激のある毎日を ◦◦

誰かと会って話すときにパッと見た目でその人のイメージを持つように、**鏡に映った自分がおしゃれだと、自己イメージがアップ**します。ファッションはその人の個性を表現しているとも言えますから、自分が似合う、気に入っているものを身につけていると満足感があるという方もいるでしょう。おしゃれは**自信や満足感を高め、周りの人に向ける意識も高まることで認知症予防に**もなると言われています。

「身だしなみには気を付けている」という方も、元気が出ないときこそ普段より少し「おしゃれ」を意識してみると気持ちが上がりますし、日常にハリが出ます。逆に、おしゃれに興味がなくなった、女性ならメイクに気を遣わなくなった、というときは少し疲れているかも知れません。

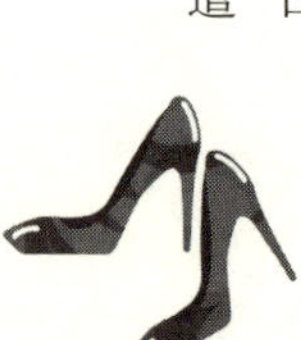

# 09 日なたぼっこ

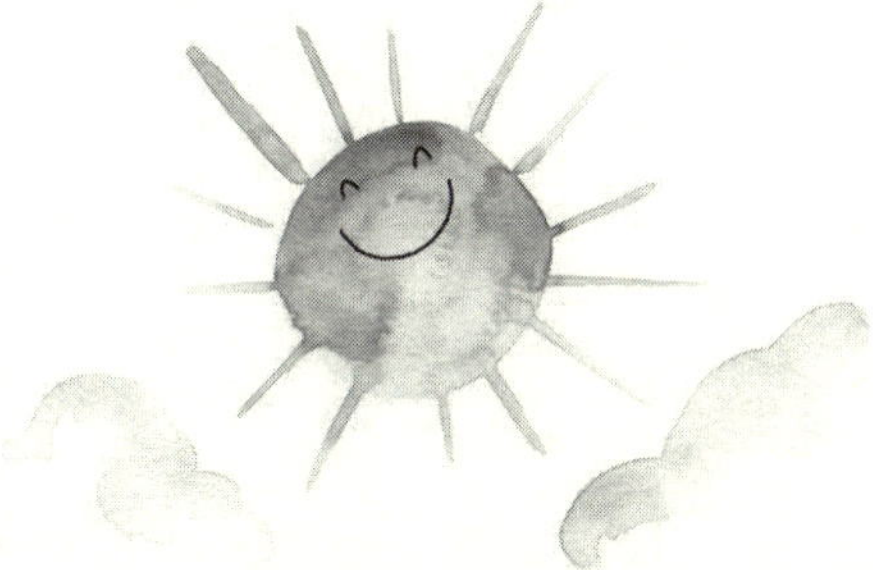

## ◎日焼けのリスク以上のメリット◎

日焼けを気にしすぎて日に当たらないことは、心と体の健康にとってよいことではありません。太陽の紫外線を浴びることには、**精神を安定させるホルモンの分泌や、新陳代謝に欠かせないビタミンDの生成**など、とても重要な効果があります。**朝しっかりと日を浴びることで体内時計が調整され、夜の寝付きもよく**なります。

日焼けが気になる方は、体の他の部位よりも日焼けしにくい手のひらを1日15分、日光に当てるだけでも効果があります。

# 10 好きな香りをかぐ

## ○○記憶とも結びつく嗅覚○○

人にはそれぞれに好きな香りや落ち着く匂いがあります。降り始めの雨の香り、乾いた洗濯物の香り、材木置き場の香り、畳の香り、蚊取り線香の香り……。香りを嗅ぐことで一瞬にして昔の記憶がよみがえってきたりもします。**嗅覚は、記憶と結びついているなど、脳と独特の関係にあり、まだ謎も多いですが、精神の安定をはじめとした様々な健康効果**を生み出せることが知られています。

嗅覚は**五感の中でも、快・不快といった脳の「情動」の部分に真っ先に伝わる唯一の感覚**なので、直感でいいな、と思う香りをアロマやお香などで取り入れてみると、生活に追われているときでも、ふと落ち着いた時間が持てるでしょう。好きな柔軟剤の香りを見つけて試してみるのも手軽な方法です。

# 11 ろうそくの火を眺める

## ○○神秘的なゆらぎの力○○

ろうそくの火には、ずっと見続けていられそうな不思議な揺れがあります。

これは「1／fゆらぎ」と呼ばれ、**自然界にある形、音、感触に多く存在する一定のようで不規則なゆらぎ**です。これを見たり聞いたりすると、人は**心地よさを感じたりリラックスできる**と言われています。川のせせらぎや木漏れ日、鳥のさえずりなどにも存在しています。

アロマキャンドルは香りも一緒に楽しめるのでリラックスタイムに取り入れてみてもよいかも知れません。

## 12 できないことはノーという ◎現実的な状況判断を◎

生きている限りストレスをすべてなくすことはできませんが、工夫次第で必要以上のストレスを抱えないようにすることはできます。頼まれたことをすべてやりきれているうちはよいですが、やるべきことが増えてきたときや自分の能力の範囲を超えたとき、それに対処できることも大切です。頼み事をされたときに断るのが悪い、気まずいと思って限界以上に引き受け続けてしまうとどこかでパンクしてしまいます。

**頼みごとに対しては、断るという選択肢もある、**ということをまずは頭に置いてみましょう。

断るときには自分の状況や断る理由を添えると相手も納得しやすく、断ることへの心理的な負担も減ります。

# 13 感謝を忘れない

## 幸せを思い出す

感謝をすることは単なる精神論ではありません。「ありがとう」と言葉にするだけでも**脳はその言葉からの感情やイメージに影響を受けます**。感謝の感情は、脳のドーパミン（１４６頁）を分泌する部分を刺激します。また、幸せホルモンのセロトニン（１５２頁）の分泌も促します。

感謝することなんて思い浮かばない！という人でも大丈夫です。実際に感謝する対象があるかどうかは問題ではなく、**感謝することを探す、思い出す、という脳の活動こそが大事**だと言われているからです。

家族や友人、お世話になった誰かに感謝の気持ちを言葉にして伝えたら、きっと相手も喜んでくれます。

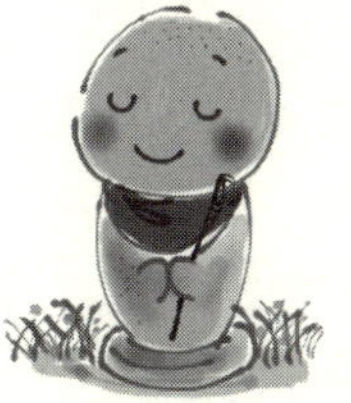

# 14 日記をつける

## ○○気持ちが整理される○○

日記をつけることは科学的にも精神面での効果が実証されていて、カウンセラーなども患者さんに勧めている方法のひとつです。

一日にあったことを思い出すことで、**脳が活性化**されるほか、例えば、悩みや不安があったときには頭で考えているだけのときよりも**自分を客観視**することができます。それによって気持ちも整理され、落ち着きやすくなります。その日にあった**よかったことを書き出すことも自尊心を高める**効果があります。

昔の日記を見返すと、当時の気持ちを思い出せたり、自分の変化や成長を感じられたりするのも面白いかも知れません。

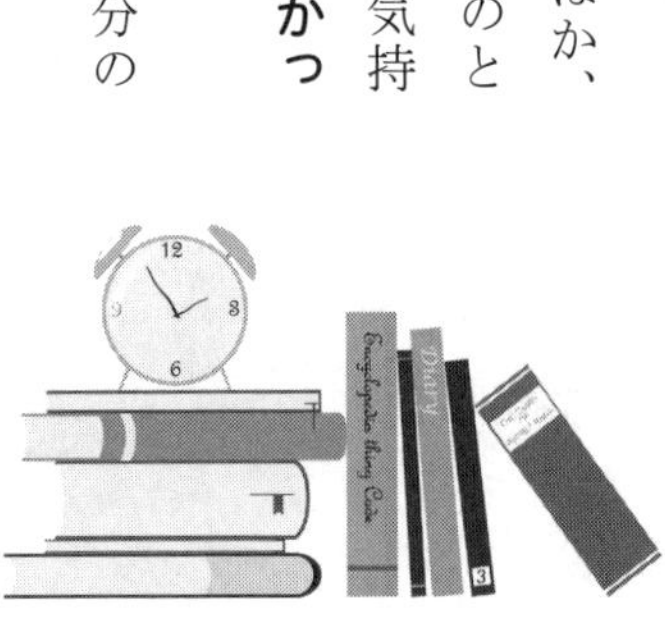

# 15 瞑想する

○○今に集中し、自分を客観的に見る○○

瞑想は古代インド発祥で、それ自体は新しいものではありませんが、最近では心や体への健康効果が科学的にも証明されるようになってきています。**マインドフルネス**といって欧米版の瞑想が流行し、ビジネスやスポーツの世界などでも取り入れられていることでも注目を集めています。

瞑想（マインドフルネス）の効果として、**心や体のストレスが軽減する、集中力や免疫力が上がる**といったことがよく知られています。

姿勢や時間など細かいやり方は様々ですが、一般的で初心者向けのやり方としては、**［背筋を伸ばして座る・軽く目を閉じる・呼吸に集中する・雑念が沸いてもとらわれない］**、という点をおさえて、10～15分くらいから始めてみましょう。

# 16 筋トレで発散

## ○○精神の健康にも効く○○

筋トレは体づくりだけでなく、**精神面にもよい影響を与える**ことが分かっています。スウェーデンのカロリンスカ研究所によると、筋トレで増えるタンパク質が**うつ病の原因物質だと推測されている「キヌレニン」という物質を消している**ことが分かりました。

筋トレをすると分泌されるアドレナリンやドーパミン、エンドルフィンといったホルモンは別名、脳内麻薬とも呼ばれます。運動時や体が危機状態になるのに応じて一種の興奮状態をつくり、それによって**集中力やパフォーマンスが上がって元気に**なります。また、成長ホルモン、男性ホルモンなどの分泌も促されます。

(具体的な筋トレは286頁〜)

# 17 ウォーキング

○○手軽にできる！○○

ウォーキングは、時間や強度を調節しやすく、気持ちよい加減で取り入れることで、うつ病など、精神面にもよい影響があることが分かっています。通勤時に一駅手前で降りて歩くなど、**比較的簡単に生活に取り入れられる**のもメリットです。血流改善、各種ホルモンの分泌、脂肪燃焼などの効果が期待できます。

足の筋肉をつけておくことは**老後の健康にも直結**します。足の筋肉が落ちてくると、ちょっとした段差などでつまずきやすくなり、骨折してそのまま寝たきりになってしまうことが多いのです。

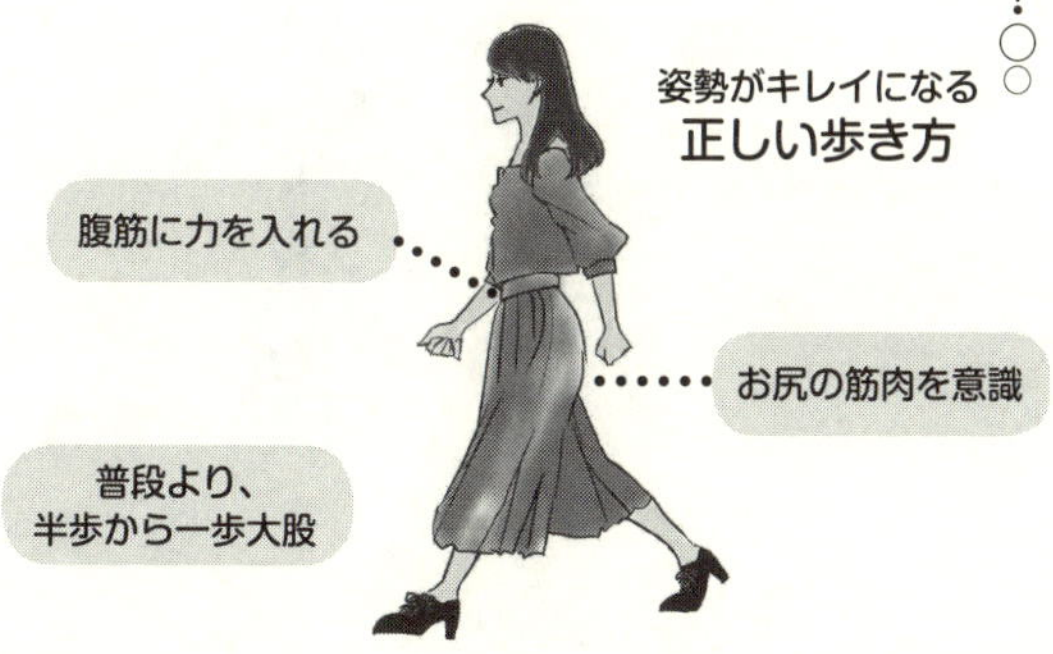

# 「休日や時間ができたとき」編

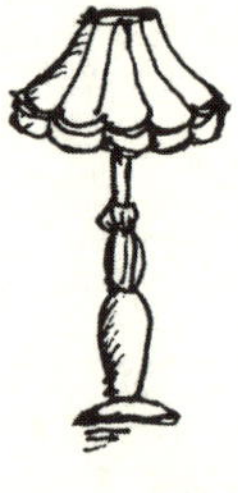

# 18 動物とふれあう

## ○○優しい気持ちになれる○○

動物とのふれあいは、愛情ホルモンや絆ホルモンとも呼ばれ、安らぎや癒やしを与える「オキシトシン」（150頁）というホルモンの分泌を促します。

ペットがいる人は、**散歩を通じて活動量が増えたり行動範囲が広がる**ことで、結果的に健康になるという分析もあります。ペットを飼っている人は**病気になりにくい、重い病気からの回復が早い**、という報告もあります。

ペットを飼う余裕はないという人や、いまから飼い始めると、ペットが後に遺《のこ》される心配のある場合は、**猫カフェ、うさぎカフェ、小鳥カフェ**など様々な動物と触れ合える場を利用してみるのもよいかも知れません。



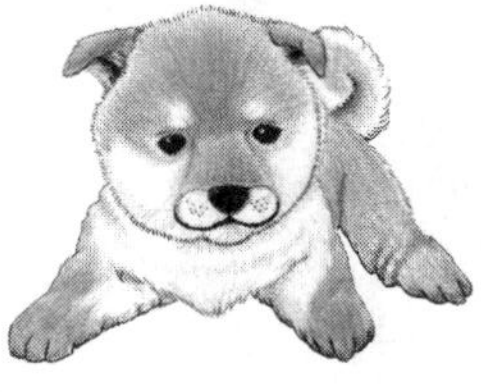

# 19 プチ模様替え

○生活環境からリフレッシュ○

季節の変わり目、新生活の始まり、たまたま時間がとれたから、どんなきっかけでも気分を変えたくなったら部屋の一部分だけ変えてみると気分転換になります。

**部屋のカーテンやクッションカバー、置いている写真や花**など、季節や気分に合わせて変えてみたり、**家具の配置を機能的にチェンジ**してみたりするのもリフレッシュできます。

**使い古したタオルがあれば思い切って新しいものに換えてみる**のも気分が変わります。

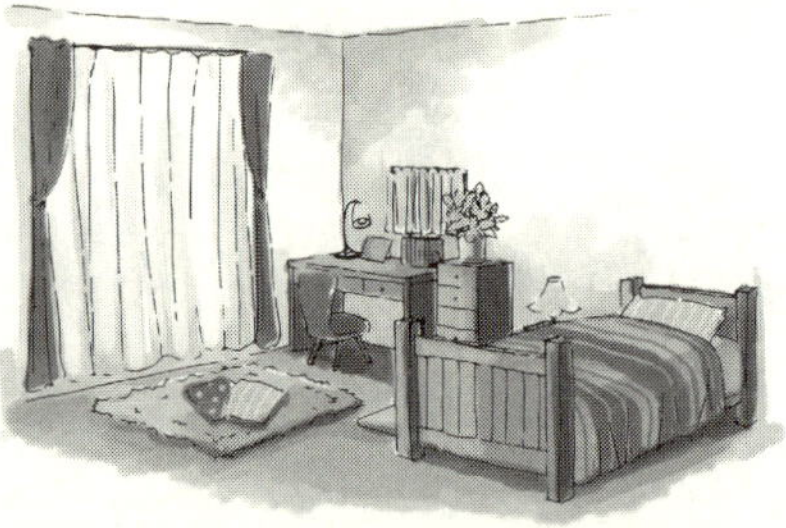

# 20 映画、音楽鑑賞

○○泣いて笑ってスッキリ○○

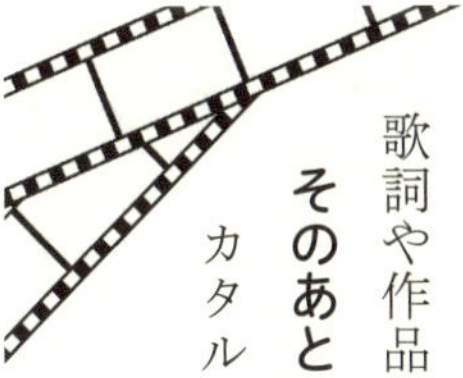

映画や音楽、劇の鑑賞には、心理学の分野で「カタルシス効果」と呼ばれる一種のストレス発散効果があります。そのしくみは、言葉にできない不安や悲しみ、怒り、**イライラなどのネガティブな感情を、何らかの表現を通して解放し、苦しみを軽減させる**というものです。

映画や音楽などの作品が、気持ちを代弁してくれた様な気がしてスッキリしたり、歌詞や作品に感情移入して**感動した、思いっきり泣いた、あるいは大笑いした…、そのあとになんだかスッキリした、**という経験がある方も多いと思います。

カタルシス効果は普段言葉にできないことほどその効果として味わう解放感も大きいと言われています。

# 21 カラオケで歌う

## ◎大勢でも一人でも効果大◎

カラオケに**ストレス解消効果**があることは、多くの方がすでに実体験からお分かりかと思います。その他にも、お腹からしっかり声を出すことによる**カロリー消費や新陳代謝アップ**、**血流改善**などの効果が期待できます。また、脳が活性化されることで**若返り効果**、**表情筋が鍛えられることによる美容効果**などもあるため、カラオケは楽しいだけではなく健康にもとてもよいのです。

気兼ねなくひとりカラオケもいいですが、誰かと一緒に歌えば人とのふれあいになります。

また昔の曲を歌うことで当時のことを思い出す回想効果が、**認知症の予防や改善**に大きなプラスになるとも言われています。

# 22 テーマパーク・スポーツ観戦
## ○○わくわくドキドキ○○

テーマパークは、非日常を味わえる代表的な場所です。絶叫系のアトラクションが楽しめるところから、のんびりと遊べるところ、イルミネーションが綺麗なところなどいろいろあるので、気分に合わせて行ってみましょう。

スポーツ観戦は、大きな声を出して応援して、楽しい緊張感や一体感を味わうことができます。

いつもの生活から少し離れて、悩みがあっても少し忘れて、心をリセットする時間を持ちましょう。

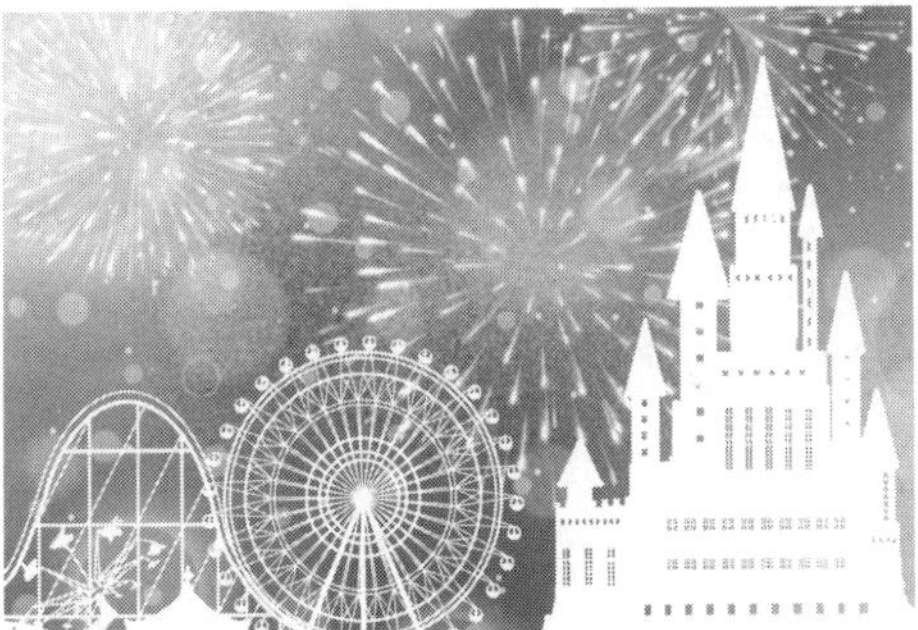

# 23 畑仕事・園芸

## ○○忍耐や集中力が養われ、達成感も○○

自然の中で毎日汗を流す農業は健康的なイメージがありますが、実際、早稲田大学の研究で農業従事者の医療費や寿命を調査したところ、**農業従事者は寿命が長く、大病にかからず引退まで元気に働いている**という結果が出ています。

家庭菜園にも、**リラックス効果や忍耐力、集中力がつく**、五感が刺激され、**消極性が解消される**といった効果があると言われています。

アメリカでは「園芸療法」としてその存在が確立されており、ベトナム戦争や第二次大戦後には、退役軍人の**社会復帰を目指した治療に利用されていました。**最近でも、日本とイギリスの研究で、ガーデニングがうつ病などにおけるストレスを軽減するという結果が出ています。

# 24 森林浴をする

○○ 森の香りでリラックス ○○

樹木に囲まれた場所には独特のよい香りがします。この香りの正体は「**フィトンチッド**」という樹木から発せられる化学物質。フィトンチッドには、周りの空気を浄化したり、殺菌作用があることが知られています。また、心の安らぎや癒しにも繋がります。これによって体の**免疫細胞が活性化したり、ストレスホルモンが減少した**といった効果が確認されています。

また、葉の緑色は交感神経を刺激し、**五感や脳を活性化**させます。草や落ち葉を踏みしめる感触も、解放感があります。

# 25 小旅行に行く

## ○ 気楽に行ける方法で ○

日本旅行業協会の研究によると、旅行には、**ストレスホルモンの低下や、気分転換**の効果があります。身近な悩みや怒り、緊張、不安が軽減され、特に、内向的な人や行動に自信のない人ほど効果が大きい傾向にあることが分かりました。

旅行に行きたい！と思ったときはもちろん、少し億劫でも、たまに休暇を取って出かけてみては。準備で疲れてしまう、という方は、段取りに気を遣わないツアー旅行がよいかも知れません。また、**いつも降りない駅まで足をのばしてみる**など、気軽にいつもと違うところに行ってみるだけでも気分転換になります。

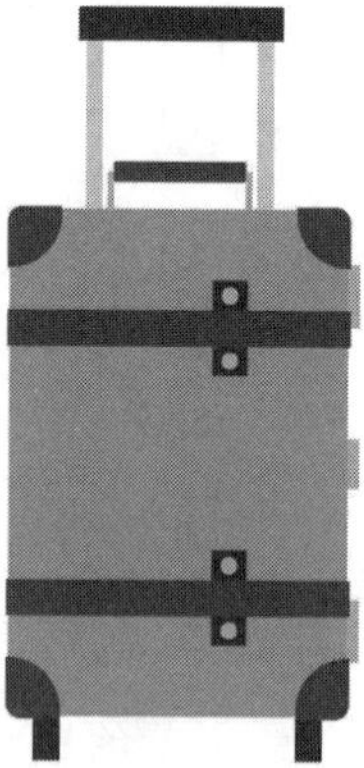

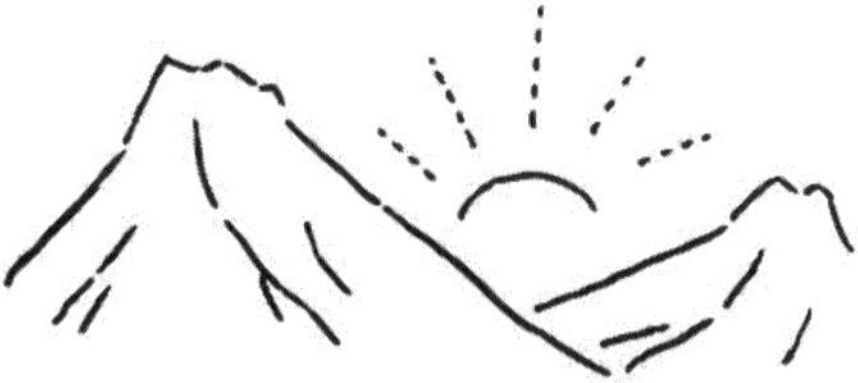

# 26 登山で汗をかく

## ○○楽しみ方いろいろ○○

標高の高くない山に登ったりトレッキングをしたりすると、森林浴や小旅行などを併せた効果が期待できます。**有酸素運動で足腰が鍛えられて、バランス感覚も養われるほか、脳の活性化**にもなります。ジムでの筋トレは大変でも、自然の中で適度に汗をかくのは気持ちよいという方もいるかも知れません。

**草花や鳥、風景や空、風**など四季によって変化する要素がたくさんあり、**写真を撮ったりスケッチをしたり、行った先での食事や温泉**など、行く場所によって、そのときの気分によって、いろいろな楽しみ方ができます。

# 27 海に出かける

○開放感たっぷり○

海水と羊水の成分比が近いため、海は胎内にいたときの安心感を思い起こさせると言われています。**波の音や波から出るマイナスイオンにはリラックス効果**があり、浜辺でぼーっと景色を眺めているだけでも**イライラや高ぶった気持ちが静まります。**暑い時期なら、水の中に入ると適度な冷たさが程よい刺激となって**免疫力を高めてくれます。**

水中での運動は、普段使わない筋肉を動かすことができる全身運動になります。水圧がかかるので、ゆっくり体を動かすだけでも**血液の循環がよくなり、疲労回復効果**もあります。膝が痛くてあまり歩けない、という方でもやりやすい運動です。

海水に含まれる**マグネシウムには美肌効果**もあると言われています。

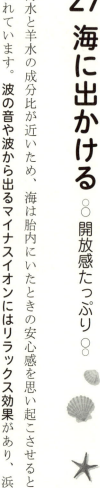

〈コラム　ポイントだけ知りたい！栄養素④〉

# 第６の栄養素「食物繊維」のこと

## ◉ 便秘によいのは本当？

食物繊維には、水に溶けてゲル状になる**水溶性**と、繊維質で水に溶けにくい**不溶性**があります。水溶性は腸内の不要なものを包んで出やすくし、不溶性は水分を吸収して膨らみ、腸を刺激して便通をよくします。しかし、摂りすぎると腸内環境が乱れて便秘が悪化したり、不溶性ばかり摂ると便が硬く出にくくなったりすることもあります。

## ◉ 便秘でない人は関係ない？

食物繊維は腸の善玉菌を増やし、**有害物質の排出を促す**はたらきもします。また、不溶性はよく噛んで食べるので食べ過ぎを防止し、水溶性は糖の吸収を穏やかにし、**血糖値の急上昇を抑える**などの役割もあります。

水溶性を多く含む食品には、**わかめ、昆布などの海藻類、アボカド、熟した果物、イモ類、キノコ類、野菜**などが、不溶性を多く含む食品には、**穀類やゴボウ、こんにゃく、モロヘイヤなどの野菜、キノコ類や豆類、ココア、甲殻類の殻**などがあります。

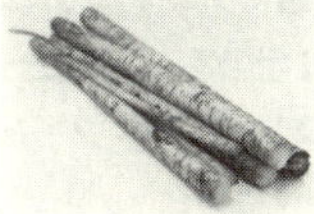

## ◉ 腸内環境はそんなに大事？

腸は「第２の脳」とも言われ、様々な臓器に司令を送っています。腸内環境は免疫力や太りやすさ、花粉症などにも関係していることが知られています。**食物繊維は乳酸菌など、体にとってプラスになる善玉菌のエサ**になります。

〈コラム　ポイントだけ知りたい！栄養素⑤〉

# 第７の栄養素「フィトケミカル」

## ◉ フィトケミカル（植物性化学物質）とは？

植物が太陽の紫外線や雨風による酸化、虫や動物などの外敵から身を守るために作り出した**色素や香り、辛み、苦み、渋みに含まれる成分**のことで、抗酸化力をはじめ様々な健康効果に注目が集まっています。代表的なフィトケミカルとその効果には次のようなものがあります。

**赤**：**リコピン**…トマトやスイカ（強い抗酸化力）、**カプサイシン**…唐辛子の辛味成分（体を温める、脂肪燃焼など）。

**橙**：**β**《ベータ》**カロテン**…にんじんやかぼちゃ（目や皮膚、粘膜の健康、免疫力アップなど）。

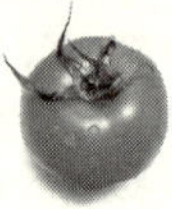

**黄**：**ルテイン**…とうもろこし、ほうれん草、キウイ、ブロッコリー、卵黄（目の健康に）。

**緑**：**クロロフィル**…ほうれん草やピーマン、オクラなどの緑色の植物（抗酸化作用、殺菌効果、体臭や口臭を抑える、抗アレルギー作用など）。

**紫**：**アントシアニン**…ブルーベリー、黒豆、なす、ぶどう（目の疲れ、視力低下防止）。

**黒**：**カテキン**…緑茶（抗菌作用）、**クロロゲン酸**…さつまいもやじゃがいも、ごぼう。コーヒー豆の香りや苦味の元になる（がん予防、老化防止、血糖値抑制）。

**白**：**メチルシステインスルホキシド**…ニンニク・ネギ（がんの発生、増殖を防止）、**イソフラボン**…大豆など（生活習慣病予防や粘膜の健康など）。

# 番外編　エイジングと上手に付き合う

## 人に相談しにくい「頻尿・尿漏れ」

## ◉じつはたくさんの方が悩んでいます！

現在日本では、頻尿や尿漏れなど、尿のトラブルを抱えている方が増えていると言われています。恥ずかしくて人に相談できずに我慢してしまうケースも多いですが、日々の生活に与える影響は深刻です。

代表的な尿トラブルには、次のようなものがあります。

**「頻尿」**……尿が近い・頻度が高い（目安は起床〜就寝の排尿回数が8回以上）

**「残尿感」**……排尿後も尿が残っている感じがする

**「尿意切迫感《にょういせっぱくかん》」**……突然、尿意をもよおし、我慢できなくなる

**「尿失禁」**……自分の意思とは関係なく尿が漏れてしまう　など

## ■頻尿をまねく前立腺肥大《ぜんりつせんひだい》

男性は、50代頃から「**前立腺肥大**」になる方が増えます。前立腺が肥大すると、**膀胱や尿道を圧迫し、尿が出にくく**なります。膀胱には尿を出そうと通常以上に負担がかかり、膀胱の筋肉にも異常が出て「過活動膀胱」となり、排尿トラブルを招きます。

## ■女性に多い腹圧性《ふくあっせい》尿失禁

女性は加齢や出産、肥満などにより、「**骨盤底筋《こつばんていきん》**」といって尿道や子宮を支えている筋肉が弱まります。すると、尿道がうまく締められなくなり、**重いものを持ったり咳をした時などに思わず漏れてしまう「腹圧性尿失禁」**が起こります。

これは女性の尿トラブルでは特に多いものですが、**骨盤底筋を鍛えることで改善する可能性が高い**とされています。

## ◎まずは日常生活を見直しましょう

尿トラブルは生活習慣の乱れとも深く関わっています。最近の研究では、**メタボリックシンドロームや高血圧、糖尿病**などとの関連も指摘されています。

女性の場合は、**適切な食事や運動で減量**をすることで腹圧がかからなくなり、かなりの方に改善がみられるといいます。生活習慣では、次の点に注意しましょう。

- □**夜間多尿には昼間の水分摂取量が関係**
- □**午後8時以後に多量の水分をとりすぎない**
- □**午後8時以後にカフェインやアルコールなど、利尿作用のあるものを控える**
- □**体を冷やさない**
- □**便秘を防ぐ（腸が膨らんで膀胱を圧迫しないよう）**

尿トラブルは症状の重さによって、薬や手術での治療という選択肢もあります。詳しくは、泌尿器科を受診しましょう。

# ◎自分でできるトレーニングで改善

## 1. 膀胱の訓練

尿意を少し我慢して膀胱の容量を増やしていく訓練です。

❶ 尿意を感じたら、5分ほど我慢する
❷ できるようになったら我慢する時間を10分に延ばす
❸ 計画的に時間を延ばし、2～3時間我慢できるようになることを目指す

※感染症や前立腺肥大、泌尿器のがんがある方など、この訓練が適さない場合もあります。

## 2. 頻尿改善マッサージ

足の内側の、くるぶしから指4本上の、骨と筋肉の境目あたりにある**「三陰交」というツボをやや強めに1分、1日3回押します。**神経を直接刺激し、即効性もある方法です。

（獨協医科大学病院 山西友典医師 考案）

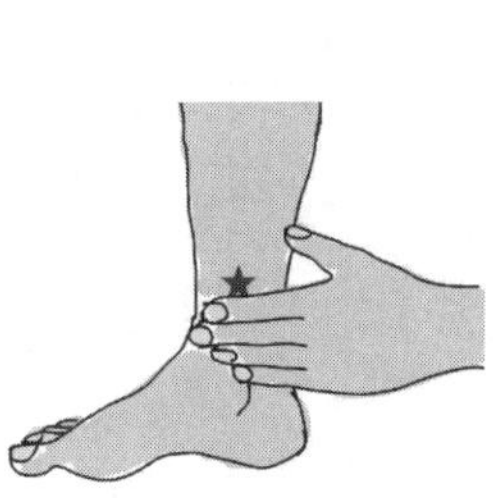

## 3. 骨盤底筋《こつばんていきん》体操

骨盤底筋を鍛えることで尿道を締める力をつけ、腹圧性尿失禁や過活動膀胱を予防・改善します。およそ6割の方に改善がみられます。

〈基本編〉

❶ あお向けに寝て、膝を立てて肩幅に開き、尿道や肛門をきゅっと締める、緩める（5回）※お腹は動かさない

❷ 息を吐きながらゆっくりと締め、5秒ほどその状態を保つ 息を吸いながらゆっくりと緩める（2、3回）

これを毎日60〜80回、数セットに分けて行なう

※3ヶ月やって効果がない場合は泌尿器科を受診しましょう。

基本姿勢

足は肩幅に開き、リラックス

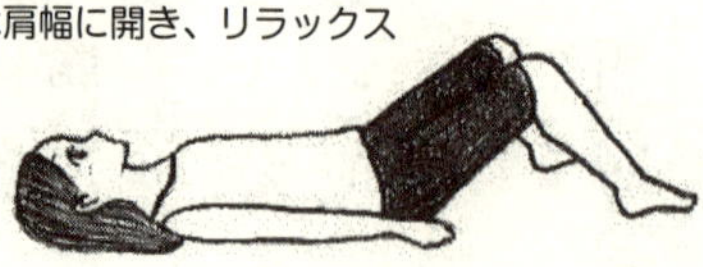

〈応用編〉

できるようになったら…

**骨盤底筋を締めるときに上半身を起こす**

☆ 同時に腹筋を鍛える

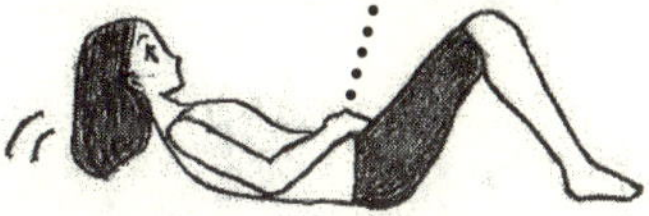

**骨盤底筋を締めるときに腰を浮かす**

☆ 同時に背筋を鍛える

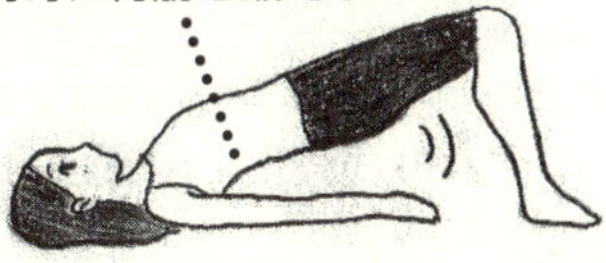

**いろいろな姿勢でできるので、思い出したときに！**

☆ 座った姿勢で

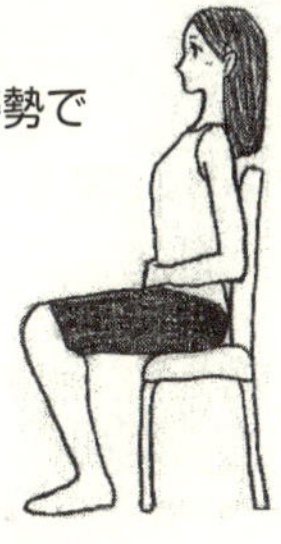

☆ 立った姿勢で

机などに手をつき、腕に体重をかける

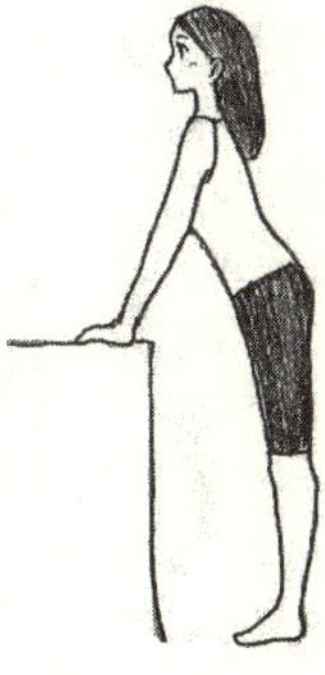

☆ 肘をつけた姿勢で

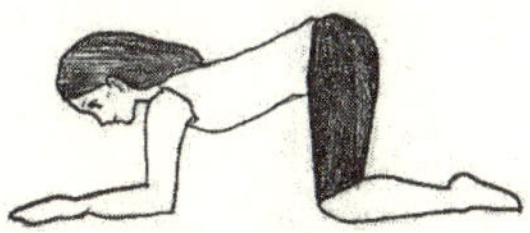

〈コラム　栄養価の高い食品③〉

# “スルフォラファン”で話題 ブロッコリースプラウト

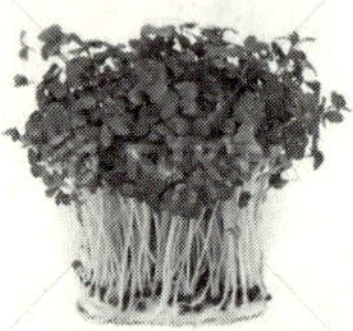

## 栄養・効果

辛味成分に含まれる成分**「スルフォラファン」**によって次のような効果があります。

▶**胃がんや胃炎、胃潰瘍**の原因となるピロリ菌を除菌する。

▶アセトアルデヒドなど体内に発生した**有毒物質を解毒**する酵素のはたらきを高める。

▶解毒作用と抗酸化作用によって**がんや生活習慣病、老化を予防**。

▶スギ花粉による**花粉症の症状を抑制**。

▶**シミやそばかす**を作る酵素、チロシナーゼのはたらきを抑制。

▶脂肪の蓄積を抑えて、**メタボや動脈硬化を予防**。

## 食べ方・注意点

よく噛んだりすりつぶしたりすることで、ブロッコリースプラウトの細胞が壊れ、中にあるスルフォラファンの前駆体とミロシナーゼという酵素が反応してスルフォラファンになります。

効果は３日ほど続くので、効果を期待して食べるなら３日に１回でよいとされています。酵素が熱に弱いため生食がおすすめです。日持ちがしないので、数日で食べきりましょう。

# いくつからでも始めたい「筋力アップ」

## ◉いまから筋肉をつけておくことが大事

日本人の平均寿命が長くなる中、「健康寿命」、つまり**健康で過ごせる期間をいかに延ばせるかは自立した幸せな老後を送るカギ**になります。そのため重要なことのひとつが筋力をつけておくことです。

運動不足で肥満になり、肥満が病気に繫がることは簡単に想像がつきますが、痩せている人でも筋肉が足りない場合は要注意です。**便利な家具や移動手段に囲まれ、デスクワークしかしていないという環境では筋力は落ちていく一方**です。

若いころからある程度の筋力をつけておかないと、高齢になってから転倒しやすくなり、寝たきり生活から抜け出せなくなってしまうケースも多くあります。

一般的に加齢のせいで筋力は落ちると思われがちですが、正確には若いころよりも活動量が減ることによって筋力が落ちているとも言われており、実際、**いくつになっても筋肉量は増やせます。**

筋肉量が増えると次のようなメリットがあります。

・生活習慣病の予防　・基礎代謝が増える　・糖尿病の予防
・肩こり、腰痛、関節痛の軽減　・冷え性の改善
・骨粗鬆症の予防　・疲労回復　など

新陳代謝の活発化や血流改善にも繋がるので、健康だけでなく**美容にも効果があります**。筋力が足りなくなると正しい姿勢も維持できなくなり、**プロポーションも崩れてしまいます**。

実際に筋力トレーニングを始めると、効果が目に見えてくるまでには少なくとも数ヶ月はかかると言われていますので、効果を焦ることなく**何よりも継続が大事**、という気持ちで続けましょう。

## 【筋トレの基本ポイント】

### ちょっときつめの運動をする

ある程度筋肉に負荷がかかり、ちょっときついな、と思うくらいのトレーニングをすると筋力はアップします。

### 運動後、タンパク質と糖質をとる

筋トレ直後にタンパク質と糖質を摂ると、効率よく筋肉がつきます。

### 休養日をつくる

筋肉は「超回復」といって、負荷をかけると一度壊れ、それが回復する時に大きく成長します。運動の強度にもよりますが、筋トレをしたら1〜3日休みましょう。

## 下半身を鍛えるスクワット

下半身には全身の筋肉の70％が集中しています。特にふくらはぎは「第2の心臓」とも呼ばれ、足腰に滞りがちな血流を、ポンプのように上半身へ送り返します。

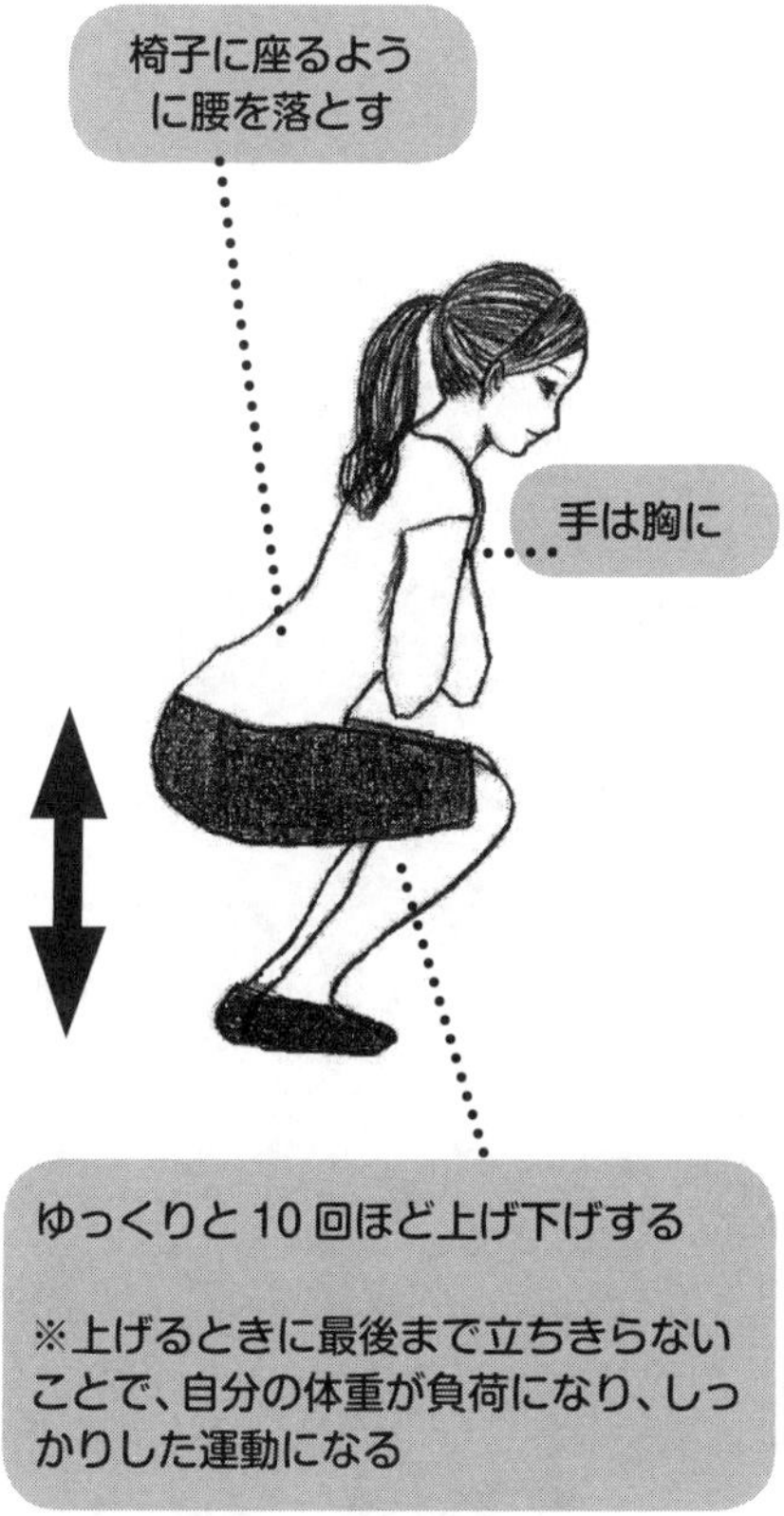

椅子に座るように腰を落とす
手は胸に
ゆっくりと10回ほど上げ下げする
※上げるときに最後まで立ちきらないことで、自分の体重が負荷になり、しっかりした運動になる

近畿大学 生物理工学部准教授 谷本道哉氏指導

# 1日5分　きつめのトレーニング

足の筋肉の左右差をなくして筋肉をつけます。

1. 筋肉を温める準備運動（1分）：
その場でジョギング
※かかとがお尻につくくらい蹴り上げる

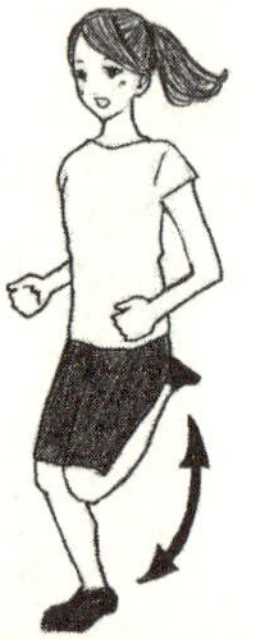

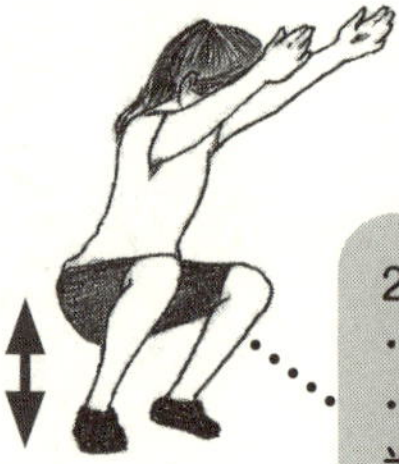

2. スクワット（20秒）：
・肩幅に足を広げる
・骨盤を引き、手を上げる（上半身が落ちないようにすることで腹筋も鍛えられる）
・まっすぐ腰を落とす
（お尻は膝より下まで落とす）

【休憩10秒】

3. ランジステップ（20秒）：
膝が床につくくらい前に踏み込む→立ち上がる

【休憩10秒】

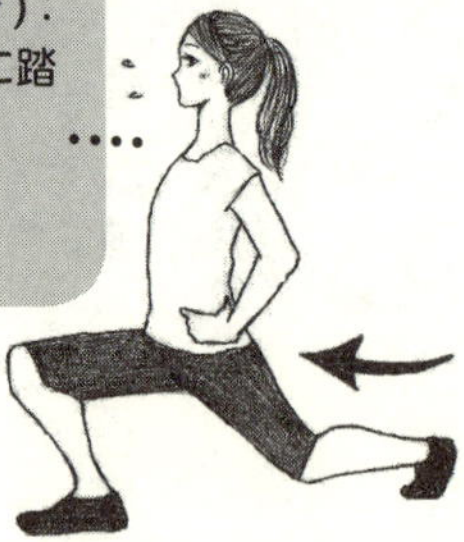

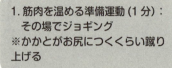

★これを1日1回4セット行なう　　トレーナーAYA氏指導

## 肩周りを柔らかくする体操

筋肉は使わないと少なくなるだけでなく、硬くもなっていきます。つらい肩こりや腰痛も起こってきます。ラジオ体操は、正しく行なうと背中周りの筋肉をよく動かすことができます。次の体操でラジオ体操のように肩周りを柔らかくできます。

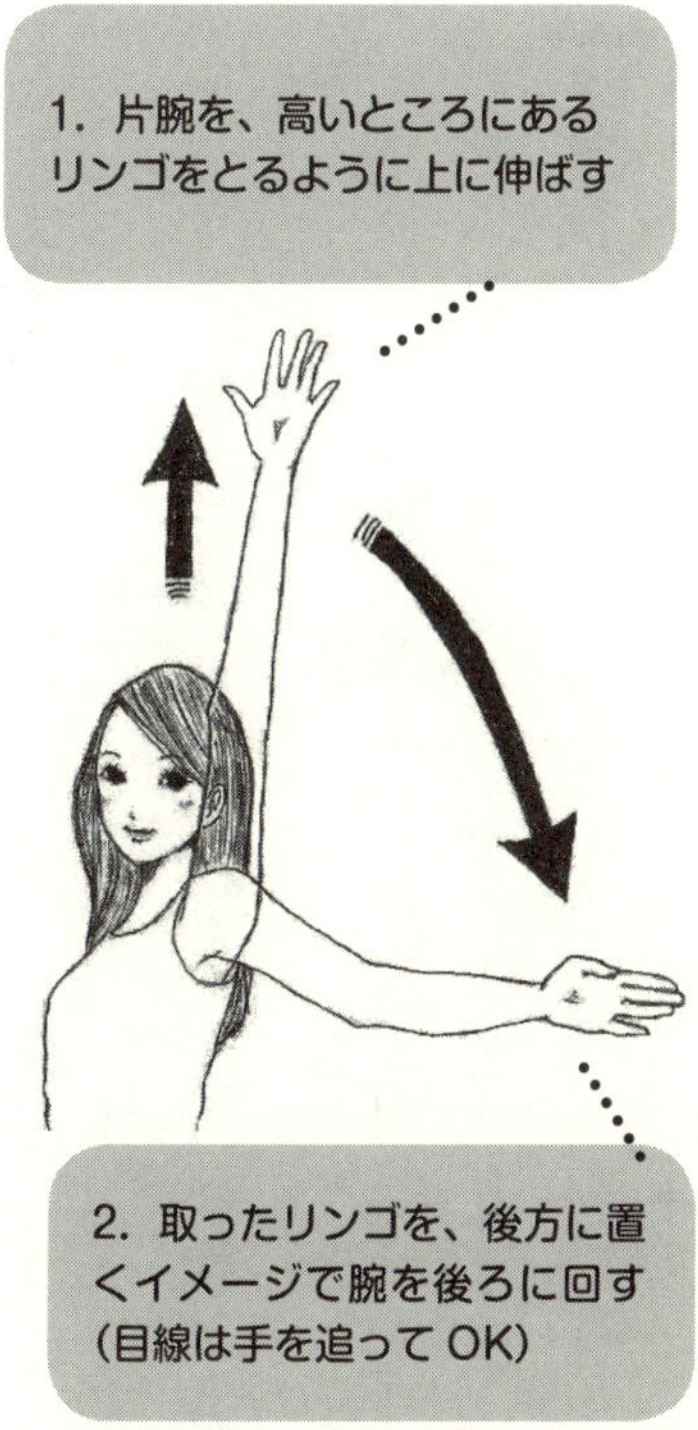
1. 片腕を、高いところにあるリンゴをとるように上に伸ばす
2. 取ったリンゴを、後方に置くイメージで腕を後ろに回す（目線は手を追ってOK）

★これを１回５秒位で
左右６回繰り返す
※痛みが出たらすぐにやめましょう

# おわりに

さて、内から輝く健康と美容の6つのテーマ、納得していただけましたか？

亜鉛をとる、生果実を食べる、机から立つ回数を増やす、あえて階段を上る、しっかり寝る、起きたら窓辺で日を浴びる…　こんな小さなことから実践するだけで、何かが変わっていくのがわかるでしょう。

あれ、肌の感じいいいんじゃない？
なんか、前より疲れてない。
手足が前より冷えてないかも。
気分がすっきりしてる！
　　　　　　　　　　　　etc. etc.

この本に紹介している様々な実践法のうち、やってみようと思うものから、自分のライフスタイルに合わせて、自由に取り入れてみてください。

すべてをいっぺんにやる必要はありません。興味のあるものから、少しずつ。ちょっと意識して続けていれば、それが習慣になります。今日、新しくやる「体にいいこと」があなたを変える大きな力になっていくでしょう！

桜の花出版　編集部

# 参考文献

【酵素】
鶴見隆史（2016）『酵素の謎』祥伝社
鶴見隆史（2015）『朝だけ断食で 9 割の不調が消える！』学研パブリッシング
加藤馨一・中村裕恵（2015）『みんなの酵素断食：30 人の体験談』キラジェンヌ株式会社
石原新菜（2016）『3 日間酵素断食』主婦の友インフォス
エドワード・ハウエル（2016）『医者も知らない酵素の力』中央アート出版社

【ビタミン】
白鳥早奈英（2017）『最新版　知っておきたい栄養学』学研プラス
足立香代子（2016）『決定版　栄養学の基本がまるごとわかる事典』西東社
山本義徳（2017）『ビタミンのすべて：山本義徳業績集 6』
五十嵐ゆかり（2016）『食材の栄養素を最大限に引き出す便利帖』永岡書店
厚生労働省（2015）『日本人の食事摂取基準（2015 年版）』

【ミネラル】
文部科学省 食品成分データベース
山本義徳（2016）『ミネラルのすべて』
Held K., et al. "Oral Mg(2+) supplementation reverses age-related neuroendocrine and sleep EEG changes in humans." Pharmacopsychiatry. 2002 Jul;35(4):135-43.

【ホルモン】
伊藤裕（2017）『ココロとカラダを元気にするホルモンのちから』高橋書店
太田博明（2017）『見た目が若くなる女性のカラダの医学』さくら舎
大中佳三（2017）「性ホルモンと老化」『CLINICAL CALCIUM』27 巻 7 号 . pp.947-954. 医薬ジャーナル社
秋下雅弘・堀江重郎・柳瀬敏彦（2014）「ホルモンから見たアンチエイジングメディスンの現状と今後の展開」『最新医学』69 巻 5 号 . pp.934-944. 最新医学社
有田秀穂「セロトニン Dojo」http://www.serotonin-dojo.jp/index.html（閲覧日：2017 年 12 月 27 日）

【座りすぎ】
岡浩一郎（2017）『長生きしたければ座りすぎをやめなさい』ダイヤモンド社
Diaz, Keith M., et al. "Patterns of Sedentary Behavior and Mortality in U.S. Middle-Aged and Older Adults." AIM, 2017 Oct.
DiPietro, Loretta, et al. "The Joint Associations of Sedentary Time and Physical Activity With Mobility Disability in Older People." JoG, 2017 Aug.
Van der Ploeg, H.P., et al. "Sitting time and all-cause mortality risk in 222 497 Australian adults." AIM, 2012 Mar.
Matthews, Charles E., et al. "Amount of time spent in sedentary behaviors and cause-specific mortality in US adults." AJCN, 2012 Feb.

【睡眠】
桜の花出版 取材班（2017）「眠るだけで病気は治る！」
Fredrickson BL, et al. "Positive emotions trigger upward spirals toward emotional well-being." Psychol Sci. 2002 Mar;13(2):172-5.
Lindqvist PG, et al. "Avoidance of sun exposure is a risk factor for all-cause mortality: results from the Melanoma in Southern Sweden cohort." J Intern Med. 2014 Jul;276(1):77-86.
Marta Jackowska, et al. "Short Sleep Duration Is Associated with Shorter Telomere Length in Healthy Men: Findings from the Whitehall II Cohort Study " PLoS One. 2012;7(10)

【27の改善法】
Berkman LF; Breslow L "Health and ways of living: the Alameda County study." Oxford University Press, 1983.
Leandro Z. Agudelo, et al. "Skeletal Muscle PGC-1 α 1 Modulates Kynurenine Metabolism and Mediates Resilience to Stress-Induced Depression" Vol.159, Issue 1, 33-45 , 2014 Sep.

他多数

カバーデザイン／aoi・AT
p33・36・37・38・39・41・44・54・61・62・70・72・74・76・78・185・244：shutterstock／カバー・p87・101・104・113・203・205・223・226・230・233・236・241・253・255：PIXTA

**松原英多**（まつばらえいた／監修）

東京生まれ。医学博士・内科医・日本東洋医学会専門医・良導絡学会専門医・エビス診療所院長。

東邦大学医学部卒業後、アメリカ・カナダに4年間遊学。帰国後、母校にて大脳生理学を研究するほか、東洋医学・臨床心理学・催眠療法を学ぶ。日本テレビ系列「午後は○○おもいッきりテレビ」のホームドクターとして知られる。

講演会も積極的に行なっており、長年の経験と研究に最新の医学情報を取り入れながら、からだや脳の健康を積極的に守る身近で意外な方法と知恵をわかりやすく、楽しく語っている。

著書に、『知ってて知らないからだ常識』（青春出版社）、『高血圧は「深い呼吸」で治す』(PHP 研究所)、『人の名前が出てこなくなったときに読む本』（KK ロングセラーズ）など多数。

細胞美人になるコツ集めました

2018年 9月 1日 初版第1刷発行

監　修　松原英多

編　者　桜の花出版　編集部

発行者　山口春嶽

発行所　桜の花出版株式会社
〒194-0021 東京都町田市中町1-12-16-401
電話 042-785-4442

発売元　株式会社星雲社
〒112-0005 東京都文京区水道1-3-30
電話 03-3868-3275

印刷・製本　株式会社シナノ


ISBN978-4-434-24512-1 C0077